Persönlichkeits- und Verhaltensstörungen nach Hirnschädigung

Fortschritte der Neuropsychologie
Band 18

Persönlichkeits- und Verhaltensstörungen nach Hirnschädigung

Dr. Angelika Thöne-Otto, Dipl.-Psych. Anne Schellhorn, Dipl.-Psych. Conny Wenz

Angelika Thöne-Otto
Anne Schellhorn
Conny Wenz

Persönlichkeits- und Verhaltensstörungen nach Hirnschädigung

hogrefe

Dr. phil. Angelika Thöne-Otto, geb. 1964. 1985–1991 Studium der Psychologie in Würzburg. 1995 Promotion an der Universität Bielefeld und University of Arizona. Langjährige Tätigkeit als Klinische Neuropsychologin und Psychologische Psychotherapeutin an der Tagesklinik für kognitive Neurologie am Universitätsklinikum Leipzig sowie am MPI für Kognitions- und Neurowissenschaften Leipzig. Forschungsschwerpunkte: Neuropsychologische Therapie von Gedächtnis- und Exekutivfunktionsstörungen und frühen Demenzerkrankungen, Chancen der Digitalisierung für die neuropsychologische Therapie.

Dipl.-Psych. Anne Schellhorn, geb. 1964. 1984–1991 Studium der Psychologie in Freiburg. Langjährige Tätigkeit als Neuropsychologin in der Klinik Bavaria Schaufling und München-Bogenhausen. Seit 2013 in eigener Praxis niedergelassen. Arbeitsschwerpunkte: Behandlung hirnorganisch bedingter Verhaltensstörungen, soziales Kompetenztraining für Menschen mit erworbener Hirnschädigung.

Dipl.-Psych. Conny Wenz, geb. 1962. 1982–1989 Studium der Psychologie in Freiburg. Langjährige Tätigkeit als Neuropsychologin in den Kliniken Rheinfelden (CH) und München-Bogenhausen. Seit 1997 in eigener Praxis niedergelassen. Arbeitsschwerpunkte: Neuropsychologische Therapie und Psychotherapie.

Bibliografische Information der Deutschen Nationalbibliothek
Die Deutsche Nationalbibliothek verzeichnet diese Publikation in der Deutschen Nationalbibliografie; detaillierte bibliografische Daten sind im Internet über http://dnb.dnb.de abrufbar.

Hogrefe Verlag GmbH & Co. KG
Merkelstraße 3
37085 Göttingen
Deutschland
Tel. +49 551 999 50 0
Fax +49 551 999 50 111
verlag@hogrefe.de
www.hogrefe.de

Satz: ARThür Grafik-Design & Kunst, Weimar
Druck: Media-Print Informationstechnologie GmbH, Paderborn
Printed in Germany
Auf säurefreiem Papier gedruckt

1. Auflage 2018

(E-Book-ISBN [PDF] 978-3-8409-2335-7; E-Book-ISBN [EPUB] 978-3-8444-2335-8)
ISBN 978-3-8017-2335-4
http://doi.org/10.1026/02335-000

Inhaltsverzeichnis

Einführung

In den letzten beiden Jahren habe ich meine Aufgaben als Geschäftsführer nicht mehr wahrnehmen können. Eigentlich habe ich nur noch im Büro gesessen, ohne zu arbeiten. Meine Frau hat mir zwar damals vorgeworfen, wie sehr ich mich verändert hätte, aber ich habe das selbst gar nicht gemerkt. Ich habe auch nur noch wenig gesprochen und hatte zu nichts mehr Lust. Ich wollte nur noch meine Ruhe haben. Zwischendurch bin ich regelrecht ausgerastet, habe meine Frau angeschrien und die Türen geknallt. Das kannte ich gar nicht von mir. Dann ging die Firma in die Insolvenz und ich habe es einfach geschehen lassen. Heute denke ich, wenn ich richtig gekämpft hätte, wäre alles nicht so schlimm gekommen.

(62-jähriger Patient über die Zeit vor Diagnose eines 6 cm großen rechts-frontalen Meningeoms)

Hirnschädigungen gehen häufig mit Veränderungen des Verhaltens einher. Dabei handelt es sich oft um Veränderungen in der Wahrnehmung sozialer Situationen, der Motivation und des Antriebs, oder auch um Störungen der Impulskontrolle. Während manche Patienten[1] kaum eine Handlung von sich aus beginnen, springen andere von einer Handlung zur nächsten oder tun das Nächstbeste, das ihnen in den Sinn kommt. Obwohl dies zunächst widersprüchlich erscheint, können reduzierter Antrieb und verminderte Impulskontrolle durchaus gemeinsam auftreten. Häufig gehen diese Veränderungen mit eingeschränkter Störungseinsicht einher. Auch das Kommunikationsverhalten kann verändert sein, so verstehen die Patienten z. B. nicht-verbale und subtile Signale sozialer Situationen nicht mehr, und es kommt zu sozialen Konflikten. In der Folge reagieren Patienten deshalb nicht selten mit vermehrter Reizbarkeit und Aggressivität. Die Angehörigen sind durch diese Veränderungen des Verhaltens oft mehr belastet als durch kognitive Störungen oder körperliche Beeinträchtigungen. Sie nehmen Verhaltensstörungen persönlich und es fällt ihnen schwer, die Veränderungen mit der Hirnschädigung in Zusammenhang zu bringen.

Die Verhaltensstörungen treten in der vertrauten Umgebung der Familie oft besonders gravierend zu Tage, während die Patienten in der „Öffentlichkeit" durchaus sozial angemessen reagieren können. Da die Verhaltensstörungen

1 In diesem Buch sind alle Personen in der männlichen Form genannt. Dies dient einzig der besseren Lesbarkeit. Wir bitten unsere Leserinnen und Leser, diese Entscheidung zu tolerieren.

nicht so offensichtlich sind wie Störungen der Motorik oder der Kognition, werden sie leicht übersehen und in ihrer funktionellen Relevanz unterschätzt. Auch stehen in der Akutphase häufig andere Funktionseinschränkungen (z. B. Schmerzen) im Vordergrund. Erst in der postakuten Phase werden die Verhaltensstörungen dann offenkundig. Gerade die Veränderungen des Verhaltens sind es jedoch, die oft für das Scheitern einer beruflichen Wiedereingliederung oder das Auseinanderbrechen sozialer Beziehungen verantwortlich sind.

In diesem Band sollen Verhaltensstörungen nach einer Hirnschädigung näher beschrieben, funktionell-neuroanatomische Modelle zu ihrer Erklärung vorgestellt und die diagnostischen und therapeutischen Möglichkeiten erläutert werden.

Obwohl Änderungen des Verhaltens häufig im Kontext mit anderen psychischen Störungen wie Angst und Depression auftreten und auch wissenschaftlich untersucht werden, wird dieser Band sich auf die Änderungen des Verhaltens nach einer erworbenen Hirnschädigung oder -erkrankung konzentrieren. Neuropsychologische Veränderungen in Zusammenhang mit Depressionen werden an anderer Stelle in der Reihe Fortschritte der Neuropsychologie ausführlich vorgestellt (Beblo & Lautenbacher, 2006).

Charakteristisch für die meisten organisch bedingten Persönlichkeits- und Verhaltensstörungen ist die eingeschränkte Krankheitswahrnehmung der Betroffenen. Man spricht auch von Anosognosie oder Unawareness. Vertiefende Ausführungen zu diesem Thema finden sich in dem Band „Störungen der Krankheitseinsicht“ (Gauggel, 2016) in der Reihe Fortschritte der Neuropsychologie.

Zu den für die Verhaltenssteuerung relevanten Störungen der Exekutivfunktionen gehören u. a. Handlungsplanung und Problemlösen, Handlungsüberwachung (Monitoring), Arbeitsgedächtnis, kognitive Flexibilität, Ideenproduktion und Interferenzabwehr. Sie sind ausführlich in dem Band „Störungen der Exekutivfunktionen“ (Müller, 2013) in der Reihe Fortschritte der Neuropsychologie dargestellt.

1 Beschreibung der Störung und Begriffsdefinition

Verhaltensstörungen nach einer Hirnschädigung treten sowohl in der Akut- und Postakutphase als auch nach Abschluss der Rehabilitation auf. Sie können unmittelbare Folgen der Hirnschädigung sein oder dysfunktionale Reaktionen auf die durch die Hirnschädigung eingetretenen Veränderungen darstellen. Häufig handelt es sich um eine Mischung aus beiden Phänomenen. So kann z. B. die Frustration, selbst einfachste Handlungen nicht mehr ohne Unterstützung durchführen zu können, zu einem verminderten Selbstwertgefühl führen, mit der Folge, dass Patienten auf kleinste Kritik unangemessen emotional und aggressiv reagieren. Gleichzeitig kann die Hirnschädigung eine Änderung der Impulskontrolle bewirken, sodass der Impuls, den Ärger zu äußern, nicht sozial-adäquat modifiziert werden kann. Verhaltensauffälligkeiten zeigen sich in sehr unterschiedlichen Formen und werden auch in der begrifflichen Definition und nosologischen Entität in der Literatur sehr unterschiedlich benutzt (z. B. Kim et al., 2007). Arnould et al. (2016) fordern daher, dass multidimensionale Ansätze entwickelt werden müssten, um der Komplexität von Verhaltensstörungen nach einer Hirnschädigung gerecht zu werden.

Verhaltensstörungen als unmittelbare Folge einer Hirnschädigung oder als Reaktion auf die Veränderungen, die mit der Hirnschädigung einhergehen

Häufige Begriffe im Kontext von Verhaltensstörungen nach Hirnschädigung

- Organische Persönlichkeitsstörung
- Organische Wesensänderung
- Frontalhirnsyndrom
- Organische Pseudopsychopathie
- Neurokognitive Störung mit begleitender Verhaltensstörung
- Neurobehaviorale Störungen
- Posttraumatische Aggressivität
- Apathie

Um dieser begrifflichen Unklarheit und Vielfalt zu entkommen wird im ersten Abschnitt eine Terminologie eingeführt, die vor allem für die im Rahmen dieses Bandes dargestellten therapeutischen Empfehlungen von Bedeutung ist.

Begriffliche Unschärfe und Vielfalt

Für eine operationalisierte klassifikatorische Diagnosestellung als hirnorganisch bedingte Verhaltensstörung in den klinischen Klassifikationssystemen der ICD-10 bzw. des DSM-5 siehe Kapitel 4.1 (Diagnostik, Klassifikationssysteme).

1.1 Beschreibung typischer Verhaltensauffälligkeiten nach Hirnschädigung

Wir schlagen eine deskriptive Einteilung der Verhaltensauffälligkeiten in fünf Cluster vor (siehe Wenz & Karlbauer, 2002).

Wenn man hirnorganisch bedingte Verhaltensauffälligkeiten als Punkte in einer dreidimensionalen Matrix darstellen würde, so würden fünf Punkte-

Cluster von Verhaltensauffälligkeiten als Heuristik für therapeutisches Handeln

wolken oder Cluster mit charakteristischen Verhaltensauffälligkeiten entstehen, die eine hohe Ähnlichkeit haben. Die Ähnlichkeit der Verhaltensauffälligkeiten innerhalb eines der fünf Cluster erklärt sich durch das gemeinsame Konzept, weshalb genau das Verhalten als auffällig charakterisiert wird, sodass sich hieraus eine Heuristik für das therapeutische Handeln ergibt.

Es treten ebenfalls Verhaltensauffälligkeiten auf, die zwei oder mehr Clustern zuzuordnen sind. Scheinbar gegensätzliche Störungen wie eine Antriebsminderung und eine reduzierte Impulskontrolle können bei derselben Person vorkommen. So kann beispielsweise der antriebsgeminderte Patient, wenn er geduscht, abgetrocknet und angezogen wird, plötzlich beginnen, um sich zu schlagen.

Anhand der beobachtbaren und in der Fremdanamnese erfragten Verhaltensauffälligkeiten kann eine Zuordnung zu den fünf Clustern erfolgen, die in Abbildung 1 dargestellt sind.

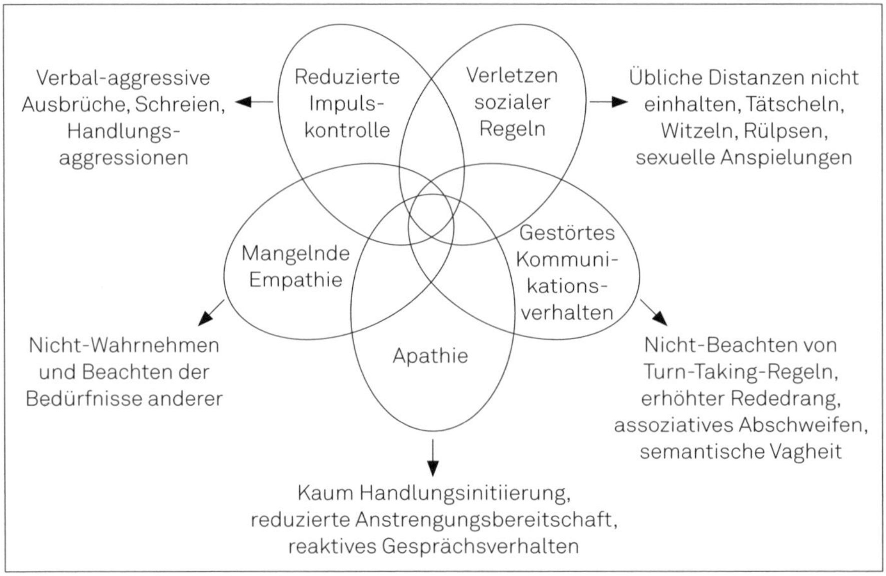

Abbildung 1: Cluster von Verhaltensauffälligkeiten als Heuristik für therapeutisches Handeln (Erläuterungen s. Text)

Gerade bei Patienten mit verschiedenen dysfunktionalen Verhaltensweisen erleichtert und vereinfacht diese Clustereinteilung die Therapieplanung. Für den Therapieprozess kann ein Schweregrad der Verhaltensstörung abgebildet werden, da es Patienten gibt, die nur in einem Cluster auffällig sind, und das vielleicht sogar nur in einem bestimmten Lebensbereich. Andererseits gibt es Patienten, die in mehreren oder allen Clustern gleichzeitig Auffälligkeiten zeigen. Anhand der sich anschließenden Verhaltensanalyse kann dann in der Therapieplanung festgelegt werden, mit welcher Verhaltensstörung die Therapie beginnen sollte.

Diese Einteilung von Verhaltensauffälligkeiten in Cluster dient vor allem der Therapieplanung. Die Zugehörigkeit einer Verhaltensauffälligkeit zu einem Cluster ist nicht gleichbedeutend mit der Diagnose einer Verhaltensstörung, da die Cluster keine diagnostische Kategorie darstellen. Für die notwendige Diagnostik eignet sich nur eine operationalisierte Kategorisierung, wie sie in der ICD-10 oder dem DSM-5 stattfindet.

Cluster sind keine diagnostischen Kategorien

Verhaltensauffälligkeiten nach Hirnschädigung gehen häufig mit mangelnder Störungseinsicht und Störungen exekutiver Funktionen einher. Auf diese Aspekte wird in diesem Band unter den therapeutischen Hinweisen eingegangen. Ausführliche Darstellungen finden sich im Band „Störungen der Krankheitseinsicht" von Gauggel (2016) bzw. „Störungen der Exekutivfunktionen" von Müller (2013) in der Reihe Fortschritte der Neuropsychologie.

Im Folgenden werden die einzelnen Cluster dargestellt.

1.1.1 Verletzen sozialer Regeln

Soziale Regeln modulieren unser Verhalten, denn sie sorgen für
- eine Anpassung an die soziale Situation und den kulturellen Kontext,
- eine Anpassung an den sozialen Status des Interaktionspartners,
- eine Regelung sozialer Nähe oder Distanz und
- einen Bedürfnisaufschub.

Soziale Regeln sind kultur- und schichtspezifisch

Soziale Regeln legen fest, wie wir unser Verhalten an eine bestimmte soziale Situation anpassen. Sie sind kultur- und schichtspezifisch. Soziale Regeln wer-

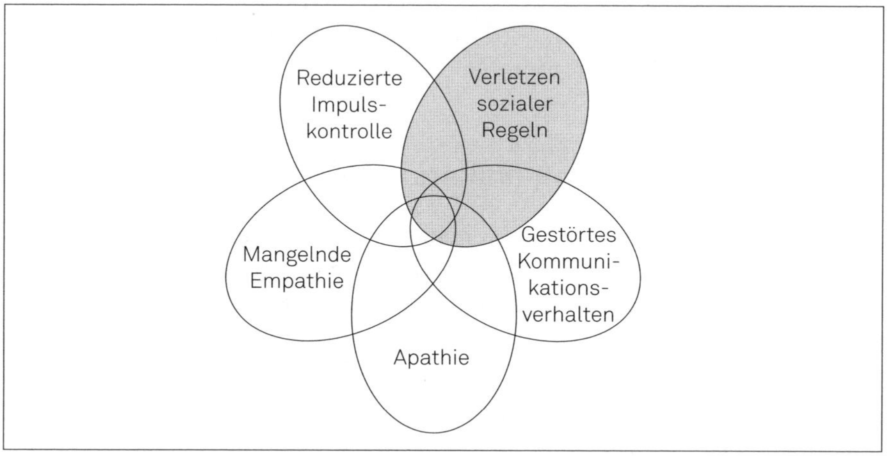

Abbildung 2: Verletzen sozialer Regeln

den in der Erziehung verbalisiert, sie werden zu unausgesprochenen Erwartungen an das Verhalten.

Regeln sind von der sozialen Situation abhängig

Aufgrund von sozialen Regeln passen wir unser Verhalten an den sozialen Status des Gegenübers an. So sind die Umgangsformen gegenüber Autoritätspersonen, Vorgesetzten, Kunden oder Personen des öffentlichen Interesses wesentlich strenger als gegenüber Familienmitgliedern, Freunden oder Vereinskollegen.

Gleiches gilt für die Einhaltung von sozialen Distanzen, wie sie in der räumlichen Nähe zum anderen, in der Länge des Blickkontaktes oder in der Intimität einer Berührung stecken. Auch hier gibt es unterschiedliche soziale Distanzen je nach Kulturkreis und entsprechend der sozialen Rolle des Interaktionspartners.

Regeln steuern die Bedürfnisbefriedigung in sozialen Situationen

Des Weiteren bestimmen soziale Regeln, wie der Einzelne mit seinen Bedürfnissen umzugehen hat. Dies betrifft sowohl primäre Bedürfnisse wie Essen, Schlaf oder Sexualität, als auch sekundäre Bedürfnisse wie soziale Bindung oder Autonomie. Auch wenn jeder das Recht und den Drang hat, sich für die Erfüllung seiner Bedürfnisse einzusetzen, muss die Bedürfnisbefriedigung an die jeweilige Situation sowie an die Bedürfnisse anderer Personen angepasst werden.

Knowing-Doing-Dissociation: soziale Regeln können benannt werden, haben aber ihre verhaltenssteuernde Wirkung verloren

Ein Teil der Patienten mit Verhaltensauffälligkeiten nach Hirnschädigung zeigt keine oder eine deutlich zu geringe Modulation des Verhaltens durch soziale Regeln, es gelingt ihnen nicht, die richtige soziale Distanz einzuhalten und sie fallen durch fehlenden Bedürfnisaufschub auf. Dabei können die Patienten die sozialen Regeln, gegen die sie verstoßen, häufig durchaus formulieren. Diese haben aber ihre verhaltenssteuernde Wirkung verloren („Knowing-Doing-Dissociation“) (Müller, 2013).

Darüber hinaus gibt es Patienten, die schon vor der Hirnschädigung in ihrem Verhalten auffällig waren und bei denen es durch die Hirnverletzung zu einer Akzentuierung der Verhaltensprobleme kommt.

1.1.2 Gestörtes Kommunikationsverhalten

Zwar zeigen Patienten mit Persönlichkeits- und Verhaltensauffälligkeiten meist keine aphasischen Symptome, das Kommunikationsverhalten ist jedoch trotzdem auffällig (s. auch Band „Kognitive Kommunikationsstörungen“, Büttner & Glindemann, in Vorb., in der Reihe Fortschritte der Neuropsychologie).

Bei einer Kognitiven Kommunikationsstörung kommt es z. B. zu Weitschweifigkeit, zahlreichen redundanten Äußerungen, unzureichenden Sprecherwechseln (Turn-Taking) und für den Gesprächspartner schwer nachvollzieh-

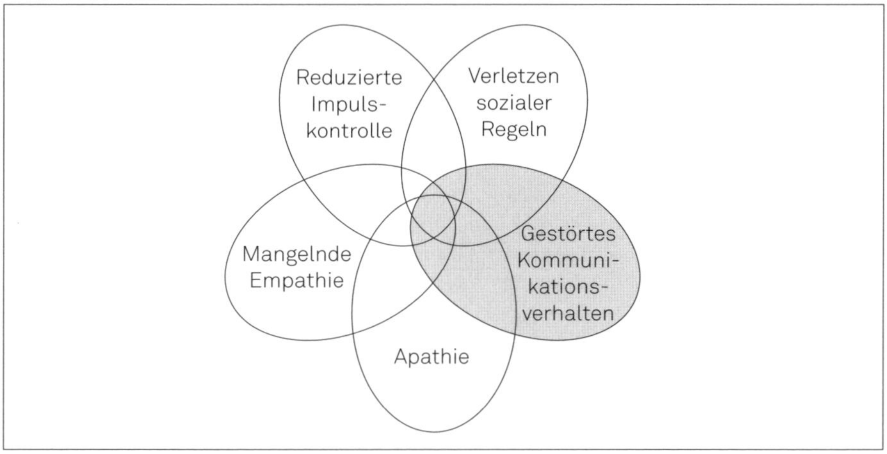

Abbildung 3: Gestörtes Kommunikationsverhalten

baren Gedankensprüngen, das eigentliche Thema des Diskurses wird häufig völlig verlassen. Ebenso kann die Störung durch einsilbiges Kommunikationsverhalten gekennzeichnet sein, es treten viele Perseverationen auf und die Rede ist inhaltsarm (Glindemann & von Cramon, 1995).

Rezeptiv haben die Patienten Schwierigkeiten damit, Hauptideen zu erfassen, Schlussfolgerungen zu ziehen, implizite Aufforderungen zu verstehen, Metaphern oder Ironie zu interpretieren, die Perspektive des Interaktionspartners zu übernehmen oder einmal gemachte Interpretationen zu revidieren (Volkmann et al., 2008).

In einer ungestörten Kommunikation wird erwartet, dass auf nonverbale und paralinguistische Signale ebenso reagiert wird wie auf verbale Äußerungen. Bei Patienten nach Hirnschädigungen kann das Kommunikationsverhalten auf allen Ebenen beeinträchtigt sein.

1.1.3 Mangelnde Empathie

In allen Bereichen des sozialen Miteinander ist die gegenseitige Wahrnehmung von Gefühlen und Beachtung von Bedürfnissen notwendig und entscheidet über den sozialen Erfolg. Sie ist die Voraussetzung für Sympathie (was wörtlich übersetzt „mit-leiden" bedeutet), Zugehörigkeit und Anerkennung.

Empathie ist wichtige Voraussetzung für sozialen Erfolg

Ein Teil der Patienten mit Verhaltensauffälligkeiten nach Hirnschädigungen hat erhebliche Schwierigkeiten, sich in den anderen hineinzuversetzen, die Bedürfnisse oder die Gefühlslage des Gegenübers wahrzunehmen und zu beachten. Ihr Verhalten wird allein durch die Verfolgung der eigenen Bedürf-

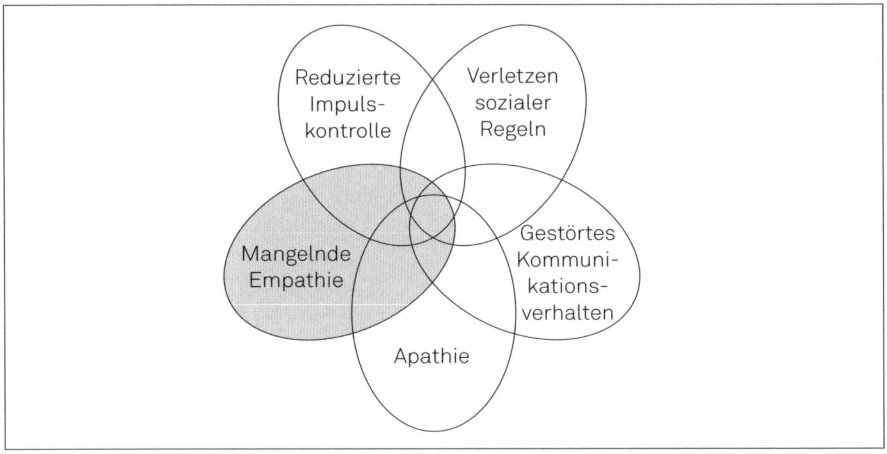

Abbildung 4: Mangelnde Empathie

nisse geleitet. Dies kann der Patient sein, der weiter mit seinem Handy spielt, obwohl seine Tochter gerade erzählt, dass sie in der Schule Streit mit ihrer besten Freundin hatte. Dies kann aber auch der Patient sein, der weiter und weiter Intimität sucht, obwohl die Partnerin immer starrer und abwehrender wird. Eine durch die Hirnschädigung reduzierte Empathie und soziale Wahrnehmung ist für Angehörige besonders belastend.

Verminderte Empathie für die Angehörigen sehr belastend

1.1.4 Apathie

Um Handlungen ausführen zu können, bedarf es eines inneren Antriebs. Dies gilt für motorische Handlungen, kognitive Handlungen (Denken, Planen) oder für die Kommunikation. Selbst bei der Befriedigung primärer Bedürfnisse wie Essen oder Trinken bedarf es zunächst einer Handlungsanstrengung, um im Anschluss eine Befriedigung zu erleben. Je komplexer und vermittelter das Handlungsziel ist (z. B. „Ich will reich und mächtig werden"), desto intensiver und andauernder muss der innere Antrieb sein, weil lange Strecken der Handlungsanstrengung überwunden werden müssen, bis irgendwann eine Zielerreichung und damit Befriedigung spürbar wird.

Antrieb ist Motivator für zielgerichtetes Handeln

Handlungsroutinen und automatisierte Handlungen benötigen wesentlich weniger inneren Antrieb als eine einzelne, selten ausgeführte Handlung. So fällt es beispielsweise wesentlich leichter, Zähne zu putzen als die Steuererklärung zu machen. Aber selbst bei automatisierten Handlungen kann es bei Patienten mit Antriebsstörungen leicht zum Handlungsabbruch kommen, sobald eine Handlungsbarriere auftritt.

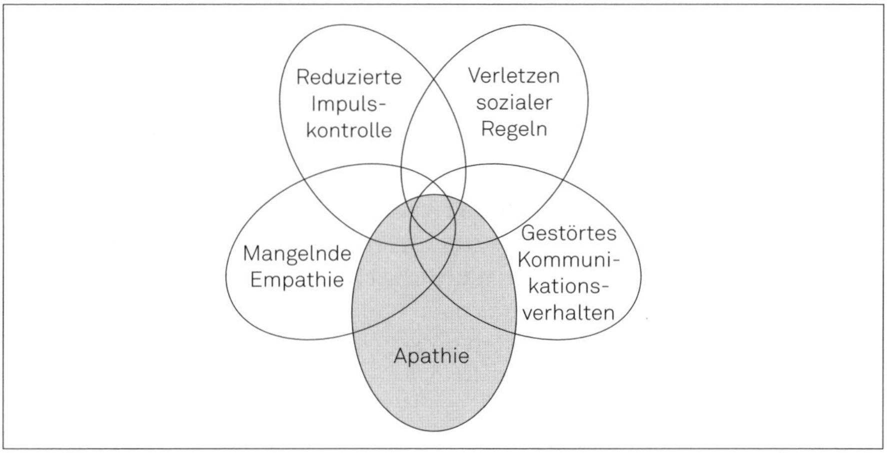

Abbildung 5: Apathie

Marin postuliert bereits 1990 Apathie als ein Syndrom (vgl. Marin, 1990). Njomboro und Deb (2014) schlagen auf der Basis von Korrelationsstudien vor, Apathie als Syndrom mit verschiedenen Subdomänen zu verstehen. Sie unterscheiden die affektive Komponente, die sie vor allem mit Störungen der Emotionswahrnehmung in Zusammenhang bringen, die kognitive Komponente, die mit Störungen exekutiver Funktionen zusammenhängt sowie die Verhaltensebene, welche vor allem mit einem geringen Ansprechen auf Belohnungsreize in Zusammenhang gebracht wird und mit einer fehlenden Handlungsinitiierung einhergeht. Sie konnten zeigen, dass Apathie nicht mit Depressionswerten korreliert war, was vermutlich dafürspricht, dass es sich um ein eigenes Störungsbild handelt.

Apathie tritt unabhängig von Depression auf

Komponenten des Antriebs

Schellhorn und Pössl (2002) schlagen vor, den notwendigen inneren Antrieb zur Handlungsausführung in drei Komponenten einzuteilen:

- Die *Ideenproduktion*: Antrieb, um verschiedene kognitive und emotionale Repräsentationen von Handlungsmöglichkeiten zu generieren
- Die *Handlungsinitiierung*: Antrieb, um eine Idee in eine motorische Handlung umzusetzen
- Die *Anstrengungsbereitschaft*: Antrieb, der für die motivationale Aufrechterhaltung einer Handlung notwendig ist

Für das Verständnis des Störungsbildes eines Patienten sollte möglichst differenziert analysiert werden, welche Teilkomponenten im Einzelfall betroffen sind.

1.1.5 Reduzierte Impulskontrolle

Eine wesentliche entwicklungspsychologische Aufgabe ist das Erlernen einer effektiven und sozial angemessenen Emotionsregulation und Bedürfnisbefriedigung. Primär wahrgenommene Emotionen oder Bedürfnisse gehen mit einem Handlungsimpuls einher. Ist dieser Handlungsimpuls nicht sozial akzeptabel, so lernt der Einzelne, diese Handlungsimpulse durch die kognitive Antizipation von Konsequenzen unter anderem durch operantes Lernen zu regulieren. Im Falle einer günstigen Entwicklungsgeschichte kann ein Erwachsener wahrgenommene Emotionen und Bedürfnisse in ein sozial kompetentes und akzeptiertes Verhalten umsetzen.

Steuerung von Handlungsimpulsen wird in der Entwicklung erlernt

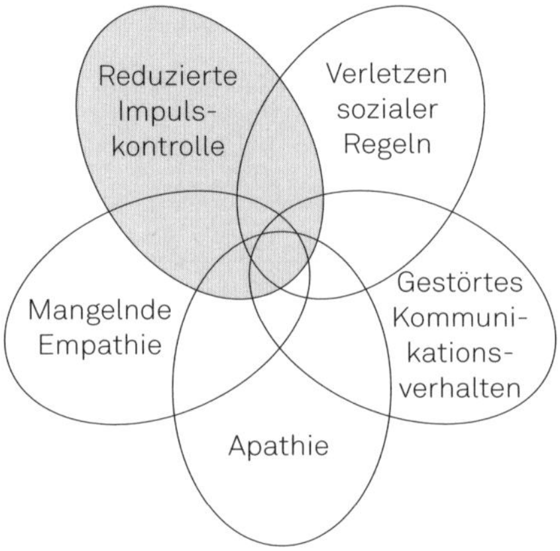

Abbildung 6: Reduzierte Impulskontrolle

Bei neurologischen Patienten treten Störungen der Impulskontrolle in großer Vielfalt auf. Hierunter fällt die sofortige Bedürfnisbefriedigung und Unfähigkeit zum Bedürfnisaufschub, wie beispielsweise bei einer Hyperphagie oder bei sofortiger sexueller Bedürfnisbefriedigung. Der fehlende Bedürfnisaufschub ergibt auch einen großen Überschneidungsbereich mit dem Cluster „Verletzen sozialer Regeln“. Dasselbe gilt für das Cluster „gestörtes Kommunikationsverhalten“. Störungen der Impulskontrolle zeigen sich auch in der Unfähigkeit, Assoziationen oder Handlungsaufforderungen zu kontrollieren, sodass es zu reizgesteuertem Utilizationbehavior, Perseverationsneigung oder zu dysexekutivem Verhalten kommt. Schließlich zeigen sich Störungen der Impulskontrolle im Bereich der Emotionsregulation, hierunter fallen Gewaltausbrüche (violent outbursts) sowie verbal-aggressives Verhalten. Des Weiteren kann sich reduzierte Impulskontrolle in der Unfähigkeit äußern, schwierige oder langatmige Handlungen durchzuhalten.

Störungen der Impulskontrolle in großer Vielfalt

Fehlender Bedürfnisaufschub

Fehlende Kontrolle von Assoziationen oder Handlungsaufforderungen

Fehlende Emotionsregulation

Emotionen wie Wut und Ärger treten bei Frustration eines grundlegenden Bedürfnisses auf. Aber gerade bei Wut und Ärger ist der damit einhergehende primäre Handlungsimpuls zumeist sozial nicht akzeptabel: „Ich könnte ihn erwürgen und erschlagen, ich könnte mich schreiend auf dem Boden wälzen, ich möchte ihn am liebsten wegbeißen“ etc. Durch die Antizipation der negativen sozialen Konsequenzen, zumeist soziale Ausgrenzung, erfolgt eine Emotionsregulation. Diese soll ein sozial kompetentes Verhalten ermöglichen, das auf die Erfüllung des frustrierten grundlegenden Bedürfnisses zielt. Hier besteht in der Normalbevölkerung eine große Variabilität mit kultur-, schicht- und genderspezifischen Unterschieden.

Erfolgreiche Emotionsregulation Voraussetzung für sozial kompetentes Verhalten

Im Cluster „reduzierte Impulskontrolle“ werden – der einfacheren Therapieplanung geschuldet – diejenigen hirnorganischen Verhaltensauffälligkeiten zusammengefasst, bei denen die Regulation der Emotionen Wut und Ärger betroffen sind. Die Störungen der Impulskontrolle, die sich durch fehlenden Bedürfnisaufschub äußern, sind für die Therapieplanung im Cluster „Verletzen sozialer Regeln“ oder „gestörtes Kommunikationsverhalten“ erfasst. Diejenigen Störungen der Impulskontrolle, die zu reduziertem Durchhaltevermögen führen, sind für die Therapieplanung im Cluster „Apathie“ erfasst.

1.2 Epidemiologie, Verlauf und Prognose

1.2.1 Epidemiologie

Zur Häufigkeit von Verhaltensstörungen nach einer Hirnschädigung gibt es sehr unterschiedliche Angaben. Diese variieren nach der Art der untersuchten Auffälligkeiten (z. B. „neuropsychiatrische Störungen“ allgemein vs. spezifische Verhaltensstörungen wie z. B. Apathie oder Reizbarkeit), der untersuchten Patientengruppen oder der Rehabilitationsphase (z. B. akut vs. chronisch). Auch werden Verhaltensauffälligkeiten in epidemiologischen Studien häufig nur ungenau von affektiven Störungen wie Depression oder Angst unterschieden. Die Häufigkeit berichteter Störungen hängt auch von den eingesetzten Untersuchungsinstrumenten ab. Um in der Fülle der vorhandenen Arbeiten einen Überblick zu behalten, sollen hier epidemiologische Angaben zu Verhaltensstörungen nach den häufigsten klinischen Erkrankungen vorgestellt werden.

Epidemiologische Daten zeigen eine hohe Variabilität der genannten Häufigkeiten

Verhaltensstörungen können bei fast allen Hirnerkrankungen auftreten

Schädelhirntrauma. Bereits 1985 haben van Zomeren und van den Burg den Verlauf neuropsychologischer und neurobehavioraler Störungen nach Schädelhirntrauma beschrieben (Zomeren & Burg, 1985). Sie befragten eine Gruppe von 57 Patienten zwei Jahre nach dem Schädelhirntrauma zu verschiedenen Beschwerden. Hinsichtlich Verhaltensauffälligkeiten wurde eine erhöhte Reizbarkeit mit 39 %, Initiativ-Verlust mit 23 % und Gleichgültigkeit mit 16 % angegeben.

Kim und Mitarbeiter (2007) erstellten im Auftrag der American Neuropsychiatric Association (ANPA) eine umfassende Literaturübersicht über die Jahre 1978–2006, in der sie neuropsychiatrische Komplikationen nach Schädelhirntrauma untersuchten. Insgesamt stellen sie zunächst das Fehlen methodisch guter Studien fest. Bezüglich posttraumatischer Aggressivität geben sie eine Prävalenz von 20–40 % an, wobei sie als Risikofaktoren die Verletzungsschwere, frontale Läsionen, prämorbide Aggressivität, prämorbiden Substanzabusus sowie wiederholte Verletzungen mit Bewusstlosigkeit angeben. Ein verminderter Antrieb wird von diesen Autoren aufgrund der schwierigen Abgrenzung zur Depressivität nicht gesondert untersucht. Für Depressivität geben sie eine Prävalenz von 19 bis 61% an, wobei psychosozialer Stress, insbesondere der Verlust eines Arbeitsplatzes oder die Angst vor Verlust des Arbeitsplatzes als wesentlicher Risikofaktor genannt wurde. Während Patienten mit links-anterioren Läsionen ein größeres Risiko für die Entwicklung einer Major Depression haben, zeigten Patienten mit rechts-hemisphärischen Läsionen eher Angstsymptome. Auch ein höheres Alter erhöhte das Risiko für die Entwicklung einer Depression. Ciurli et al. (2011) verglichen eine Gruppe von 120 Schädelhirntrauma-Patienten mit 77 gesunden Kontrollprobanden bezüglich Auffälligkeiten im Neuropsychiatrischen Inventar (NPI) und fanden bei den Schädelhirntrauma-Patienten Apathie mit einer Häufigkeit von 42%, Reizbarkeit bei 37%, Depression bei 29%, Disinhibition bei 28% sowie Agitiertheit bei 24% der Patienten.

Prämorbider Substanzabusus und wiederholte Verletzungen mit Bewusstlosigkeit als Risikofaktoren für erhöhte Aggressivität nach SHT

Schlaganfall. Einen Überblick über verschiedene neuropsychiatrische Folgen nach Schlaganfall geben Buijck et al. (2012). Sie verfolgten in einer Stichprobe von 145 geriatrischen Patienten den Verlauf verschiedener neuropsychiatrischer Symptome über die Fremdeinschätzung der NPI-Nursing-Home-Version. Neben einer Depression, die mit 33% am häufigsten auftrat (Apathie wurde nicht gesondert erwähnt), wurden als Verhaltensauffälligkeiten vor allem Reizbarkeit (12%) und Disinhibition (12%) beschrieben. Patienten, die nach einem Jahr entlassen werden konnten, zeigten einen signifikant besseren neuropsychiatrischen Status.

In einer Studie von Mayo et al. (2009) wurden 408 Patienten über den Verlauf von 12 Monaten nach einem Schlaganfall durch ein Telefoninterview mit den Angehörigen bezüglich des Auftretens von Apathie untersucht. Bei 50% der Patienten wird keine wesentliche Apathie beschrieben, 33% zeigten eine leichte Apathie, die auch ein Jahr später noch nachweisbar war. Bei 3% der Patienten wurde eine ausgeprägte Apathie eingeschätzt, welche ebenfalls stabil war. Demgegenüber fanden sich nur ein geringer Anteil, bei denen sich die Apathie im Verlauf des Jahres entweder verbesserte (7%) oder verschlechterte (7%). Wesentliche Faktoren, die als prädiktiv eingeschätzt wurden, waren höheres Alter, niedriger kognitiver Status und niedriges allgemeines Funktionsniveau. Die Autoren halten jedoch fest, dass selbst eine geringgradige Apathie signifikante Auswirkungen auf den Outcome hat.

Apathie verschlechtert die Prognose nach Schlaganfall

Epilepsie. Persönlichkeits- und Verhaltensstörungen sind bei Epilepsien in der Regel multifaktoriell bedingt. Da viele Epilepsien im Kindes- und Jugendalter beginnen, ist neben dem unmittelbaren Einfluss des Anfallsherdes und der Anfälle auch die Entwicklung der Persönlichkeit betroffen. Darüber hinaus müssen Nebenwirkungen der Antiepileptika berücksichtigt werden. Schließlich spielen die Reaktionen des sozialen Umfeldes und der Familie eine wesentliche Rolle im Sinne einer Stigmatisierung, Ausgrenzung, aber auch einer Überbehütung. Geschwind (1977) beschrieb bereits Verhaltensstörungen bei Epilepsiepatienten. Da diese im Rahmen der Epilepsiediagnostik häufig zu wenig berücksichtigt werden, hat die „Internationale Liga gegen Epilepsie" in einer Kommission eine einheitliche Klassifikation von Persönlichkeits- und Verhaltensstörungen bei Epilepsie entwickelt, nicht zuletzt, weil für diese Patienten die typischen ICD oder DSM Klassifikationen häufig nicht zutreffen (Krishnamoorthy et al., 2007). Unter den Persönlichkeitsstörungen, die bei Epilepsien auftreten können, werden fünf Subgruppen beschrieben: Der *hyperethische oder hyperreligiöse Typus,* der eine hohe Emotionalität und eine Neigung zu ethisch-moralischen und spirituellen Themen hat. Der *visköse Subtypus* mit einer Neigung zu sehr pedantischen und ordentlichen Vorgehensweisen in Sprache und Handlung sowie ein *emotional labiler Typus,* der sich sehr leicht beeinflussen lässt und eher unreif wirkt. Schließlich beschreiben die Autoren einen kombinierten Typus, der die Charakteristika mehrerer Subtypen zeigt sowie eine Restkategorie. Diese vor allem für Patienten mit Temporallappenepilepsie diskutierten und z. T. als „Temporallappenpersönlichkeit" (Waxman & Geschwind, 1975) beschriebenen Verhaltensweisen sind nicht nur aufgrund der etwas veralteten Begrifflichkeit fragwürdig. Zusätzlich sind sie nach Witt und Helmstaedter (2012) nur schwer von Angst, Depressivität, oder von interiktalen Befindlichkeitsstörungen zu unterscheiden, die zu Veränderungen im Erleben und Verhalten führen. Insgesamt werden Persönlichkeitsänderungen bei Epilepsien mit einer Häufigkeit von 4–38 % beschrieben (Swinkels et al., 2005, in Witt & Helmstaedter, 2012). Da Temporallappenepilepsien mit ca. 80 % die häufigste Gruppe ausmachen (Witt & Helmstaedter, 2012), ist die sorgfältige Auswahl von Kontrollpatienten (z. B. eine parallelisierte Gruppe von Frontallappen-Epilepsien) erforderlich, um lokalisatorische Zuordnungen von dem Einfluss der epileptischen Aktivität im Allgemeinen zu differenzieren. Mit dieser Absicht untersuchten die Autoren mit einem multivariaten Ansatz bei 428 Patienten (davon n = 361 (84 %) mit Temporallappenepilepsie (TLE) und n = 67 (16 %) mit Frontallappenepilepsien (FLE)) die Zusammenhänge von demografischen, klinischen und neuropsychologischen Einflussfaktoren auf die Ausprägung verschiedener Persönlichkeitsmerkmale, die mit dem Fragebogen zur Persönlichkeit bei zerebralen Erkrankungen (FPZ) (Glogau, 2006) erhoben wurden. Auf den Skalen des FPZ zeigten TLE-Patienten höhere Werte bei Neurotizismus (einschließlich emotionaler Labilität, Zwanghaftigkeit, vermindertem Antrieb) sowie Introversion (gedrückte Stimmung, gering ausgeprägtes Sozialverhal-

Existenz einer „Temporallappenpersönlichkeit" wird kontrovers diskutiert

ten, geringes Selbstwertgefühl), während FLE-Patienten eher Probleme in der interpersonellen Kommunikation, eine größere Impulsivität sowie ein stärkeres Neugierverhalten zeigten. Insgesamt werden die Auffälligkeiten als eher leicht ausgeprägt eingeschätzt, treten jedoch häufiger auf als in der gesunden Normalpopulation.

Multiple Sklerose. Zur Häufigkeit neurobehavioraler Auffälligkeiten bei MS-Patienten führten Rosti-Otajärvi und Hämäläinen (2014) eine Literaturrecherche durch. Sie konnten 23 relevante Studien identifizieren. Bei 23 % der Patienten fanden sie eine erhöhte Aggressivität, bei 22 % Apathie, bei 12 % Euphorie, bei 11 % mangelnde Einsicht und bei 17 % eine Anpassungsstörung. Auch bei diesen Patienten muss ein multifaktorielles Geschehen in Betracht gezogen werden, bei dem prämorbide Persönlichkeitsfaktoren, die organisch bedingten Auswirkungen der Krankheit und die Nebenwirkungen der Medikation eine wesentliche Rolle spielen. Darüber hinaus sind die Konfrontation mit einer fortschreitenden Erkrankung und der damit verbundene Kontrollverlust als zusätzliche Belastungsfaktoren zu berücksichtigen. Stathopoulou et al. (2010) betonen die Relevanz, Persönlichkeits- und Verhaltensstörungen bei MS mit in Betracht zu ziehen. Sie berichten, dass 20–50 % der Patienten psychische Störungen aufweisen, wobei Persönlichkeitsänderungen mit erhöhter Reizbarkeit und Antriebsminderung mit 20–40 % am häufigsten vertreten sind . Bei ca. 25 % tritt eine euphorische Stimmung auf, die nicht das Ausmaß einer Manie annimmt, aber dennoch in Anbetracht der Krankheitsfolgen als unangemessen eingeschätzt wird und als Persönlichkeitsveränderung gewertet werden muss (Mitsonis et al., 2009 in Stathopoulou et al., 2010).

Erhöhte Reizbarkeit und Antriebsminderung häufigste Verhaltensänderungen bei MS

Neurodegenerative Erkrankungen. Eine Patientengruppe, bei denen Verhaltensauffälligkeiten neben den kognitiven Veränderungen zu den Kernsymptomen gehören, sind Patienten mit demenziellen neurodegenerativen Erkrankungen. Das Ausmaß von Verhaltens- und Persönlichkeitsänderungen in dieser Gruppe soll anhand von zwei Studien aufgezeigt werden. In einer Studie mit Heimpatienten mit Demenz fand Bartholomeyczik (2009), dass bei 60 % der demenzkranken Bewohner in deutschen Altenpflegeheimen Verhaltensauffälligkeiten angegeben wurden. Einschränkend muss allerdings festgestellt werden, dass die Verhaltensauffälligkeiten häufig ein Grund für die Heimunterbringung sind, sodass sich bei Untersuchung von Heimbewohnern wahrscheinlich mehr Verhaltensstörungen finden als bei Patienten mit gleichem Schweregrad der Demenz, die im häuslichen Umfeld gepflegt werden. Die Autoren berichten, dass die Häufigkeitsangaben international zwischen 11 und 93 schwanken, für Deutschland zwischen 46 und 72 %, als Anteil der Bewohner in Altenheimen, die „herausforderndes Verhalten“ zeigten. Bartholomeyczik kommt zu dem Ergebnis, dass herausforderndes Verhalten in unterschiedlicher qualitativer Ausgestaltung bei fast jedem Menschen mit Demenz irgendwann im Krankheitsverlauf auftritt.

Verhaltensänderungen Kernsymptom demenzieller Erkrankungen

Majic et al. (2010) führten eine Erhebung unter Heimbewohnern in Berlin durch und fanden für alle Heimbewohner mit Demenzdiagnose eine Auftretenshäufigkeit für „Apathie" sowie „Depression" und „Agitation" (inklusive Aggressivität und Unruhe) von 91,4 % (278 Bewohner), das heißt, nur 26 Bewohner (8,6 %) zeigten keines der untersuchten Symptome. Im Einzelnen fanden sie 248 (81,6 %) Bewohner mit Apathie, 190 (62,5 %) mit Agitation und 141 (46,4 %) mit Depression. Isoliert traten Apathie bei 47 Bewohnern (15,5 %), Agitation bei 13 Bewohnern (4,3 %) und Depression bei 8 (2,6 %) auf.

Im Weiteren werden wir in diesem Band auf die Besonderheiten bei Patienten mit Demenz-Erkrankungen nicht spezifisch eingehen. Eine ausführliche Darstellung findet sich in dem Band „Demenzen" in der Reihe Fortschritte der Neuropsychologie (Jahn & Werheid, 2015).

1.2.2 Verlauf und Prognose

Daten zu Verlauf und Prognose sind vor allem deshalb schwer zu erheben, da in unterschiedlichen Studien, Begrifflichkeiten, Erhebungsinstrumente und Patientenpopulationen unterschiedlich sind. Auch können Verhaltensstörungen zu verschiedenen Zeitpunkten im Krankheitsverlauf auftreten und sich davon abhängig in unterschiedlicher Form zeigen. Sehr akute Zustände, mit Agitiertheit und Desorientierung, klingen häufig schnell ab. Andere Verhaltensstörungen, wie z. B. ein reduzierter Antrieb, scheinen hingegen eine eher geringe Spontanremission zu zeigen. Gleichzeitig ist das Vorhandensein von Verhaltensauffälligkeiten prädiktiv für ein schlechteres Outcome.

Verhaltensauffälligkeiten wichtiger Prädiktor für schlechteres Outcome

Lippert-Grüner et al. (2006) untersuchten längsschnittlich den Verlauf von Verhaltensänderungen nach Schädelhirntrauma. Aufgrund der von ihnen verwendeten „Neurobehavioral Rating Scale" (Levin et al., 1987) werden allerdings Verhaltensänderungen konfundiert mit kognitiven Störungen berichtet. Sie untersuchten Patienten nach einem schweren Schädelhirntrauma in der Akutphase sowie nach 6 und 12 Monaten. Im Ergebnis verbesserten sich zwischen dem 6. und dem 12. Monat nach der Hirnschädigung nur 2 der 27 Items (Unaufmerksamkeit und reduzierte Alertness sowie Desorientierung) signifikant. Hingegen zeigten 12 der 27 Items sogar eine Tendenz zur Verschlechterung im Untersuchungszeitraum: Dazu gehörten Agitation, mangelnde Einsicht, emotionaler Rückzug und Affektverflachung. Eine Erklärung für die Verschlechterung der Symptome sehen die Autoren darin, dass die Symptome anfänglich durch die sensomotorischen Einschränkungen der Akutphase noch überlagert waren. Mit zunehmender Mobilität und Selbstständigkeit der Patienten können Verhaltensstörungen offener zu Tage treten. Darüber hinaus spielen auch die Interaktion mit Erfahrungen im Umgang mit der Erkrankung, und den psychosozialen Folgen eine wesentliche Rolle dafür, wie sich das Verhalten entwickelt (Lippert-Grüner et al., 2006), sodass unmittelbar organische Folgen der Erkrankung, mangelhafte Coping-

Verhaltensstörungen können sich im Verlauf verschlechtern

Verhaltensstörungen werden oft erst erkennbar, wenn die Patienten mobiler werden

strategien und nicht zuletzt störungserhaltende Reaktionsmuster der Umgebung ungünstig zusammenwirken können. Risikofaktoren für das Auftreten von aggressivem Verhalten nach Schädelhirntrauma, sind nach Kim et al. (2007) aggressive Ausbrüche und Substanzmissbrauch in der Vorgeschichte sowie frontale Läsionen und Hirnschädigungen mit Bewusstlosigkeit in der Vorgeschichte. Als prädiktiv für die Entstehung einer Apathie wurden hingegen ein höheres Alter, ein niedriger kognitiver Status sowie ein insgesamt niedrigeres Funktionsniveau angegeben (Mayo et al., 2009). Während in einer Reihe von Studien der Fokus auf den Patienten liegt, die ein schlechtes Outcome haben, untersuchten Withall et al. (2009), welche Variablen nach Schlaganfall ein gutes Outcome vorhersagen. Dabei wurden sowohl die Patienten eingeschlossen, die sich verbessert hatten, als auch solche, die bereits zum Zeitpunkt des Schlaganfalls auf den eingesetzten Skalen gut abschnitten. Indikatoren für ein gutes Outcome waren ein Minimental State Score (MMSE) > 28 sowie ein ADL/iADL Score (instrumental Activities of Daily Living, eine Skala zur Erfassung alltagspraktischer Fähigkeiten) von 14/14. Von ihrer Stichprobe von 125 Schlaganfallpatienten zeigten 24,8 % ein so definiertes positives Outcome, während 75,2 % ein schlechtes Outcome aufwiesen. Die Patienten in der Gruppe mit der positiven Entwicklung zeichneten sich durch ein signifikant jüngeres Alter und einen höheren prämorbiden IQ aus. Sie hatten seltener die Diagnose eine Apathie (gemessen über die Apathy Evaluation Scale), während Depressivität sich zwischen den Gruppen nicht unterschied. Außerdem trat in dieser Gruppe seltener ein zusätzliches vaskuläres Ereignis im Untersuchungszeitraum auf und sie hatten insgesamt weniger vaskuläre Risikofaktoren.

Verhaltensstörungen können sich auf den Rehabilitationsverlauf und die Prognose negativ auswirken können, da die Patienten von angebotenen Rehabilitationsmaßnahmen schlechter profitieren und diese auch weniger aktiv aufsuchen. Daher ist es sehr wichtig, dass diese frühzeitig erkannt, differenziert diagnostiziert und gezielt therapeutisch behandelt werden.

Zusammenfassung Epidemiologie und Prognose

- Persönlichkeits- und Verhaltensstörungen können bei fast allen Hirnerkrankungen auftreten.
- Die Häufigkeitsangaben schwanken stark, in den meisten Publikationen liegen sie zwischen 20 % und 40 %. Bei neurodegenerativen Erkrankungen sind bis zu 90 % der Patienten im Krankheitsverlauf betroffen.
- Persönlichkeits- und Verhaltensstörungen werden häufig erst im Verlauf der Erkrankung offensichtlich und können sich in Interaktion mit ungünstigen Coping-Prozessen und psychosozialen Bedingungen weiter verschlechtern.
- Selbst leicht ausgeprägte Verhaltensstörungen können sich ungünstig auf die Gesamtprognose auswirken.

2 Ätiologie

Wie in Kapitel 1 bereits beschrieben, gibt es kaum eine Hirnerkrankung, bei der es nicht zu irgendeinem Zeitpunkt im Krankheitsverlauf zu Verhaltensstörungen kommen kann. Ein bio-psycho-soziales Krankheitsmodell wird immer davon ausgehen, dass bei der Entstehung von Verhaltensstörungen die primär hirnphysiologischen Mechanismen der Verhaltenssteuerung, mit prämorbiden Persönlichkeitseigenschaften und Ressourcen, dem Copingverhalten des Patienten und den psychosozialen Situationsbedingungen interagieren. Dennoch gibt es Hirnschädigungen, die besonders häufig mit Persönlichkeits- und Verhaltensstörungen einhergehen. Diese werden im folgenden Kasten vorgestellt.

Für die Entstehung von Verhaltensstörungen ist eine Interaktion von physiologischen Mechanismen, Persönlichkeit, Copingverhalten und psychosozialer Situation von Bedeutung

Erkrankungen mit Läsionen des präfrontalen und orbitofrontalen Cortex, z. B.:

- Schädelhirntraumen
- Tumore in dieser Region
- Schlaganfälle, insbesondere
  - Infarkte der Arteria cerebri anterior und media
  - Subarachnoidalblutungen bei rupturiertem Aneurysma der Arteria communicans anterior
- Frontallappenepilepsie

Erkrankungen, die die fronto-striato-thalamo-frontalen Schleifensysteme betreffen, z. B.:

- Stammganglien- und Thalamusinfarkte
- Korsakow-Syndrom
- Tumore in dieser Region

Erkrankungen, die das limbische System betreffen, z. B.:

- Herpes Simplex Encephalitis
- Temporallappen-Epilepsien
- Infarkte der Arteria cerebri media und posterior

Hirnschädigungen mit diffusen Hirnläsionen, z. B.:

- Schädelhirntraumen
- Hypoxien und Anoxien
- Patienten mit Zustand nach Substanzabusus
- Patienten mit bakteriellen oder viralen Infekten, wie z. B. Autoimmunerkrankungen

Neurodegenerative Erkrankungen, z. B.:
• Fronto-temporale Demenzen • Alzheimererkrankung • Subcortikale Demenzen (z. B. Morbus Parkinson) • Multiple Sklerose

3 Neuropsychologische und Neurobiologische Grundlagen

Verhalten basiert auf einer Reihe inner-psychischer Vorgänge, die es dem Individuum ermöglichen, sich und die soziale Situation wahrzunehmen (Wahrnehmung, Emotion), Handlungsziele zu generieren, zielgerichtet zu verfolgen (Kognition, Motivation) und auf mögliche Rahmenbedingungen (Umweltfaktoren, soziale Bezüge) flexibel und adaptiv zu reagieren (Verhalten). Abbildung 7 veranschaulicht das komplexe Zusammenspiel der wesentlichen Einflussfaktoren für das Verhalten in einer konkreten Situation, das sich zudem kontinuierlich dynamisch verändert. Entsprechend der Komplexität dieser Prozesse sind an der Verhaltenssteuerung kortikale und subkortikale Netzwerke, sowie autonome und neurochemische Steuerungsprozesse beteiligt. Bislang fehlen Querverbindungen zu Modellen der Persönlichkeitspsychologie oder den spezifischen Persönlichkeitsstörungen wie sie in der ICD unter der Ziffer F6 codiert werden. Entsprechend heterogen ist die Begrifflichkeit der Konzepte und eine übergeordnete Theorie, die psychologische Modelle, funktionell-neuroanatomische Netzwerke und biochemische Steuerungsprozesse zusammenführt, fehlt. Eine Darstellung der psychologischen Persönlichkeits-, Motivations- und Emotionstheorien oder der zahlreichen Bildgebungs- und tierexperimentellen Studien zur Verhaltenssteuerung würden den Rahmen dieses Bandes sprengen.

An Verhaltenssteuerung beteiligt: kortikale/subkortikale Netzwerke, autonome und neurochemische Steuerungsprozesse

Bislang fehlt eine übergeordnete Theorie

Wie oben beschrieben haben wir fünf Verhaltenscluster identifiziert, deren Abgrenzung sich für den klinischen Alltag, insbesondere für die Therapieplanung als pragmatisch erwiesen hat. Ziel dieses Kapitels ist es daher, einen Eindruck der zugrunde liegenden neuropsychologischen und neurobiologischen Einflussfaktoren zu diesen Störungsclustern zu geben und den Behandler dafür zu sensibilisieren, Verhaltensstörungen multidimensional zu betrachten (Arnould et al., 2016).

Verhaltensstörungen multidimensional betrachten

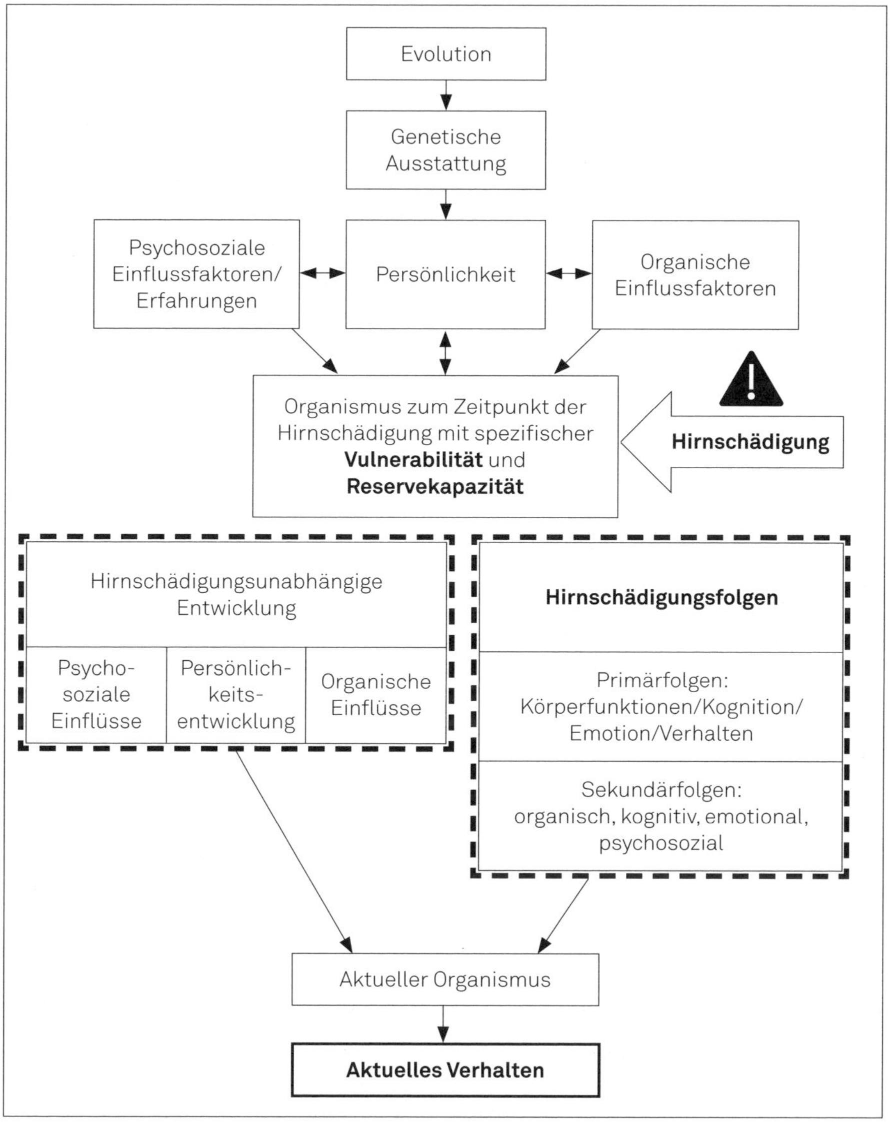

Abbildung 7: Komplexität der Verhaltenssteuerung

3.1 Verletzen sozialer Regeln

Verhaltensstörungen werden deshalb zur Störung im psychopathologischen Sinne, weil das Verhalten soziale Regeln verletzt oder mit psychosozialen Funktionseinschränkungen einhergeht. Da das Erlernen sozialer Regeln und die flexible Anpassung des Verhaltens an verschiedene soziale Kontexte eine wichtige Entwicklungsaufgabe ist, finden sich theoretische Überlegungen zur

Konzeptualisierung und zur Neurobiologie von regelverletzendem Verhalten vor allem in der entwicklungspsychologischen Literatur (z.B. Burt, 2012). Unter entwicklungspsychologischer Betrachtung ist das Verletzen sozialer Regeln in der Bevölkerung ein normales Phänomen, das kontinuierlich variiert (Wer hat noch nicht gelogen oder ist über eine rote Ampel gegangen). Es sind die Häufigkeit des Auftretens, die Frage der Intentionalität und die Schwere der Regelverletzung hinsichtlich ihrer Auswirkungen auf andere Personen oder Gegenstände, die darüber entscheiden, ob das Verletzen sozialer Regeln als pathologisch eingeschätzt oder gar juristisch verfolgt wird. Im Kontext einer Hirnschädigung geht es darüber hinaus um die Frage, ob das zu beobachtende Verhalten eine Veränderung gegenüber prämorbiden Verhaltensmustern darstellt.

Soziale Regelverletzungen sind normal. Ob sie als pathologisch zu werten sind, hängt von der Häufigkeit, Intentionalität und Schwere der Regelverletzung ab

Um unser Verhalten zielgerichtet steuern zu können, ist die Fähigkeit erforderlich, ein Ziel ins Auge zu fassen, mögliche Konsequenzen zu antizipieren, das Verhalten im Verlauf zu überwachen und zu prüfen, ob das erwartete Ziel und die erwarteten Konsequenzen eintreten und daraufhin kontinuierlich das Verhalten anzupassen. Ein ausführlicher Überblick über die dabei dynamisch und interaktiv ablaufenden kognitiven, physiologischen und biochemischen Prozesse findet sich bei Ullsperger et al. (2014). Vereinfachend ausgedrückt, spielen vor allem die folgenden Prozesse eine zentrale Rolle (Matthys, Vanderschuren & Schutter, 2013):

- die Antizipation von Belohnungsreizen,
- die Verarbeitung von Bestrafungsreizen sowie
- die kognitive Emotionskontrolle.

Wichtige Grundlage für eine verminderte Verhaltensanpassung an soziale Regeln scheint eine verminderte Reagibilität des autonomen Nervensystems auf Bestrafungs- und Angststimuli einerseits, und eine verminderte Wertigkeit von Belohnungsreizen andererseits zu sein (Matthys et al., 2013). Diese zeigt sich experimentell z.B. in einer verminderten Hautleitfähigkeit bei Konfrontation mit Angst- oder Bestrafungsreizen. Dieser Befund stimmt recht gut mit den Beobachtungen überein, die von Damasio et al. (1991) im Rahmen der sogenannten Somatic Marker-Theorie formuliert wurde. Sie galt lange Zeit als wichtige Hypothese darüber, wie Körpersensationen das Wechselspiel zwischen emotionalen und kognitiven Prozessen fördern und so Entscheidungsprozesse in komplexen Situationen ermöglichen. Die Autoren konfrontierten Patienten mit der Iowa Gamblingtask, einer Glückspielaufgabe, bei der kontinuierlich Entscheidungen zu treffen sind, die mit Geldsummen belohnt oder dem Verlust von Geld bestraft werden. Dabei untersuchten sie die Hautleitfähigkeit während riskanter Entscheidungen, also solchen, bei denen ein hohes Verlustrisiko bestand. Sie konnten zeigen, dass Patienten eine geringere Hautleitfähigkeitsveränderung zeigten als gesunde Kontrollen und dass sie im Verlauf der Spielaufgabe schlechter lernten, ihre Entscheidungen im Hinblick auf eine Gewinnoptimierung anzupassen. Dabei konnten sowohl in Läsions-

Verminderte Reagibilität des autonomen Nervensystems

Somatic Marker-Theorie: autonome Reaktion als Grundlage der Verhaltenssteuerung

studien als auch in Bildgebungsstudien die Bedeutung des ventromedialen präfrontalen Cortex für die Verarbeitung der somatischen Signale in Entscheidungssituationen nachgewiesen werden (Dunn et al., 2006).

Ventromedialer präfrontaler Cortex wichtig für die Verarbeitung somatischer Signale

Für die Verarbeitung von Angst- und Furchtreizen spielt darüber hinaus die Amygdala eine wichtige Rolle. Sie ist für Lernprozesse, die eine Assoziation zwischen unerwünschtem Verhalten und Bestrafung erfordern, besonders wichtig. So fanden z.B. Huebner et al. (2008) bei Jugendlichen mit ADHD Korrelationen zwischen Verhaltensstörungen und einer verminderten grauen Substanz in limbischen Hirnstrukturen, insbesondere der Amygdala (zitiert nach Matthys et al., 2013).

Amygdala – wichtig für die Verarbeitung von Angst- und Furchtreizen

Nicht nur für Bestrafungsreize, auch für Belohnungsreize scheinen Patienten mit regelverletzendem Verhalten eine verminderte Sensitivität aufzuweisen. Hierfür scheint unter anderem eine verminderte dopaminerge Funktion, wie sie häufig nach Hirnschädigung auftritt, relevant zu sein (Matthys et al., 2013). Die verminderte Sensitivität für Belohnungsreize in Kombination mit verminderter orbitofrontaler Funktion kann dazu führen, dass assoziatives Lernen für erwünschtes bzw. unerwünschtes Verhalten nicht gelingt, da die entsprechenden Reaktionen des Gegenübers keine ausreichende Belohnungs- bzw. Bestrafungsreaktion auslösen.

Verminderte Sensitivität für Belohnungsreize

In der Wirksamkeit von Belohnungs- und Bestrafungsreizen ist bislang unklar, ob die Reize ihre Wertigkeit (Valenz) verlieren und daher keine autonome Reaktion auslösen, oder ob die autonome Reaktion reduziert ist und darum Verstärker nicht mehr ausreichend wahrgenommen werden können (Ullsperger et al., 2014).

Für das Lernen und Einhalten sozialer Regeln bleibt festzuhalten, dass eine verminderte Wertigkeit von Belohnungs- und Bestrafungsreizen anhand einer verminderten autonomen Reagibilität deutlich wird. Sie beeinträchtigt das assoziative Lernen, das für die Anpassung des Verhaltens in sozialen Situationen erforderlich ist. Auf neuroanatomischer Ebene sind hierfür die Assoziationen zwischen ventromedianem präfronalem Cortex, orbitofrontalem Cortex und limbischen Strukturen von hoher Relevanz (Matthys et al., 2013).

Neben der motivational wirkenden Verarbeitung von Belohnungs- und Bestrafungsreizen spielen auch Top-down-Prozesse der Verhaltenskontrolle eine wichtige Rolle. Rubia (2011) spricht in diesem Zusammenhang von den sogenannten „kühlen" kognitiven Exekutivfunktionen, die mit dorsolateralen frontostriatalen und frontoparietalen Netzwerken assoziiert sind. Diesen stellt sie die „heißen" Exekutivfunktionen gegenüber, die für die Steuerung der Motivation relevant sind und durch orbitofrontale und fronto-mediane Netzwerke gesteuert werden. Diese entsprechen dem oben genannten Belohnungssystem. Zu den kognitiven exekutiven Funktionen gehören Handlungsplanung, Arbeitsgedächtnis, kognitive Flexibilität und Handlungsüber-

Neben motivationalen Einflussfaktoren spielen Exekutivfunktionen eine wichtige Rolle für die Verhaltenskontrolle

„Kühle und heiße" Exekutivfunktionen

wachung. Fehlen solche kognitiven Überwachungs- und Steuerungsprozesse, so werden Entscheidungen affektiv und intuitiv getroffen und folgen eher kurzfristigen Belohnungen, auch wenn diese langfristig zu Nachteilen führen. Ein fehlender Belohnungsaufschub ist daher ebenfalls ein häufiges Kennzeichen der verminderten Beachtung sozialer Regeln.

Monoaminerge Transmitter modulieren die Verhaltenssteuerung

Die steuernde Rolle des präfrontalen Cortex hängt in entscheidendem Maße von monoaminergem Input ab. Nach Matthys et al. (2013) folgt die Modulation kognitiver Prozesse einer umgekehrten U-Funktion: Dopamin, Serotonin und Noradrenalin scheinen ein optimales Level zu erfordern, um Verhalten steuern zu können und sowohl eine verminderte als auch erhöhte Konzentration scheint mit verminderter Funktionsfähigkeit einherzugehen. Der Neurotransmitter Noradrenalin scheint vor allem für das Arbeitsgedächtnis, die Inhibition und die Kognitive Flexibilität von Bedeutung, während Serotonin eine wichtige Rolle bei der Entscheidungsfindung und dem Flexiblen Lernen zu spielen scheint.

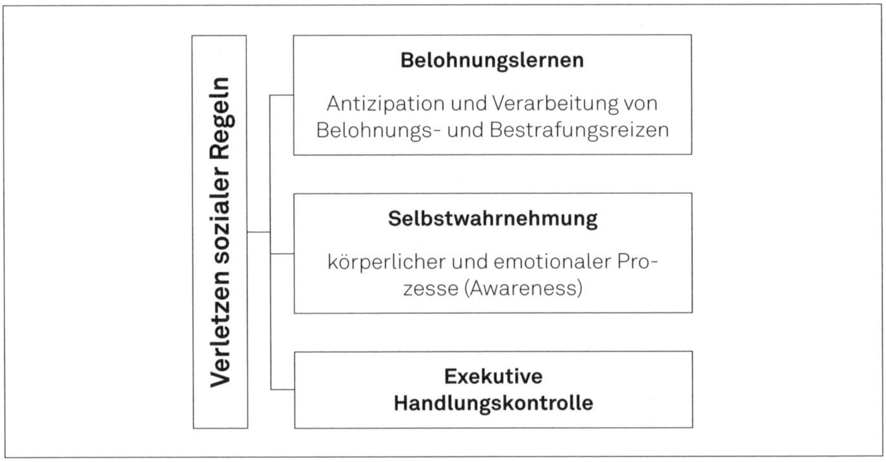

Abbildung 8: Verletzen sozialer Regeln – zugrundeliegende Prozesse

3.2 Gestörtes Kommunikationsverhalten

Gestörtes Kommunikationsverhalten fällt in den Bereich zwischen Neuropsychologie und Neurolinguistik. Die Frage, ob sich hier kognitive und behaviorale Störungen auf sprachlich-kommunikativer Ebene ausdrücken, oder ob darüber hinaus primär linguistische Defizite bestehen, ist in der Literatur umstritten. Diesem Thema wird in der Reihe Fortschritte der Neuropsychologie ein eigener Band gewidmet (Büttner & Glindemann, in Vorb.). Daher werden hier nur einige Grundüberlegungen vorgestellt.

Prigatano et al. (1986) nannten diese Form der Kommunikationsstörung „nicht-aphasische Kommunikationsstörung“ (NAKS), da in der Regel sprachsystematische Funktionen intakt sind. Entsprechend ist die Definition eher eine Abgrenzung, handelt es sich doch um „Zentral verursachte Beeinträchtigungen der Kommunikation ohne das Vorliegen klassischer aphasischer Symptome“ (Prigatano et al., 1986; Glindemann & von Cramon, 1995). Die Autoren gehen davon aus, dass Textverarbeitung eine Integration sprachsystematischer, textlinguistischer und kognitiver Verarbeitungsprozesse erfordert und damit deutlich über das semantische und syntaktische Verständnis von Worten und Sätzen hinausgeht (z. B. Volkmann, Siebörger & Ferstl, 2008). Im Alltag ist häufig in gesprochenen oder geschriebenen Texten nicht die vollständige Information enthalten. So kann es zu Informationssprüngen kommen, Informationen stecken „zwischen den Zeilen“ oder die Bedeutung wird eher durch Prosodie, Gestik und Mimik transportiert als durch den Wortlaut. Der Rezipient bleibt damit bei der Textverarbeitung nicht passiv, sondern baut von Anfang an eine Vorstellung über die Situation auf, die der Text beschreibt.

Bei kognitiven Kommunikationsstörungen sind sprachsystematische Funktionen in der Regel intakt

Andere Autoren, insbesondere Heidler (2006) gehen davon aus, dass die Kommunikationsstörungen als sekundäre Folge zugrunde liegender kognitiver Störungen zu verstehen sind. Heidler hat hierfür den Begriff „kognitive Dysphasie“ geprägt. Sie geht davon aus, dass bei einem an sich erhaltenen Sprachsystem die Patienten Einschränkungen der kognitiven Basisvoraussetzungen haben, die für eine effektive Verwendung der Sprache in Kommunikationssituationen erforderlich sind.

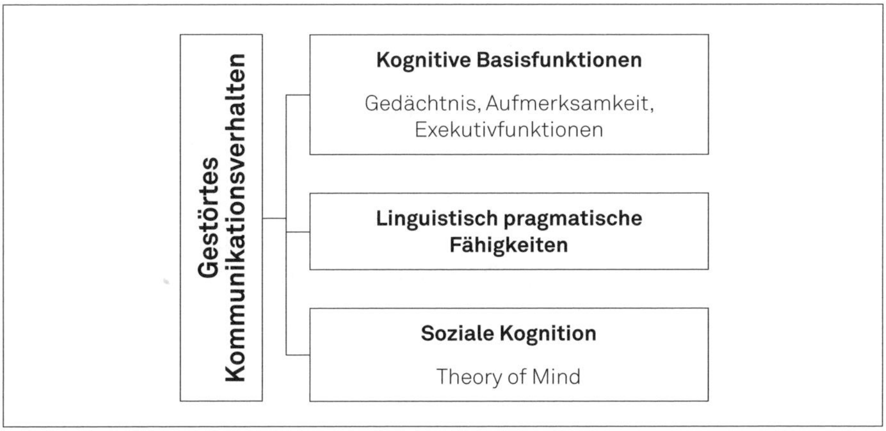

Abbildung 9: Gestörtes Kommunikationsverhalten – zugrunde liegende Prozesse

3.3 Mangelnde Empathie

Zaki und Ochsner (2012) beschreiben die Fähigkeit, (emotionale) Erfahrungen zu teilen und Emotionen mit dem anderen mitzufühlen, als wesentliche Grundlage dafür, in sozialen Situationen schnell und adaptiv reagieren zu können. Diese Fähigkeit ist ein wesentlicher evolutionärer Vorteil des Menschen gegenüber vielen Tieren, denen er physisch oft deutlich unterlegen ist. Empathie beruht nach ihrer Einschätzung auf drei unterscheidbaren Teilprozessen: 1) Der Fähigkeit, emotional und sensorisch mit dem anderen mitzufühlen, 2) der Fähigkeit, sich kognitiv in die andere Person hineinzuversetzen (Mentalizing/Theory of Mind), 3) der Motivation, aktiv in soziale Interaktion zu treten (vgl. Abb. 10).

Empathiefähigkeit als evolutionärer Vorteil des Menschen

Viele Studien konzentrierten sich vor allem auf die Unterscheidung zwischen der Fähigkeit mit einem anderen mitzufühlen und der Fähigkeit des sich Hineindenkens, für die distinkte neuronale Netzwerke in Bildgebungsstudien und dissoziierbare Störungen in Läsionsstudien nachgewiesen werden konnten (Shamay-Tsoory et al., 2009).

Die Fähigkeit, mit dem anderen mitzufühlen, basiert darauf, dass das Beobachten von emotionalen oder sensorischen Prozessen nahezu parallele Hirnstrukturen beim Beobachter wie beim Beobachteten aktiviert. D.h. wenn der Beobachter jemandem zusieht, wie er über eine raue Oberfläche streicht, wird auch beim Beobachter das entsprechende sensorische Areal aktiviert. Die Beobachtung von Schmerzen bei einer anderen Person, aktiviert Schmerzareale beim Beobachter. Es wird vermutet, dass die Wahr-

Spiegelneurone sind Grundlage des Empathieerlebens

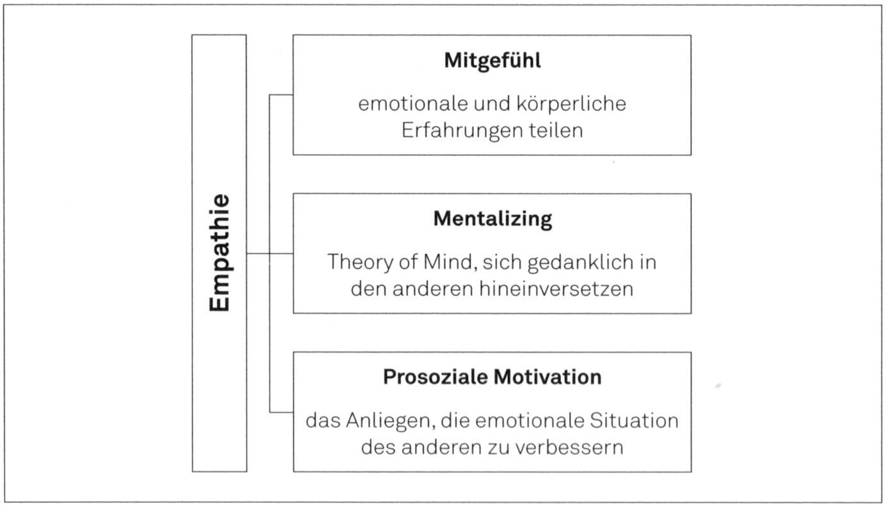

Abbildung 10: Empathie – zugrunde liegende Prozesse (modifiziert nach Zaki & Ochsner, 2012)

nehmung der Gefühle anderer über sogenannte „Spiegelneurone" als eine Art „Als-ob-Schleife" verarbeitet wird (Shamay-Tsoory et al., 2009). Das Beobachten der Gesichter anderer, die eine Emotion ausdrücken, soll eine Aktivierung der Spiegelneurone in der prämotorischen Rinde zur Folge haben. Diese senden an somatosensorische Areale sowie zum insulären Cortex eine Kopie ihrer Aktivierungsmuster (Efferenzkopie), die dem Muster ähnelt, welches die Areale generieren, wenn der Beobachter selbst diese Emotion erlebt (Shamay-Tsoory et al., 2009). Die Schleife ist damit geschlossen und die Aktivierung der sensorischen Areale gleicht der Aktivierung, als würde man die Emotion selber erleben, das emotionale Erleben wird im eigenen Körper simuliert. Die Inselrinde scheint in diesem Prozess eine besonders wichtige Rolle zu spielen. Als Zentrum der Repräsentation vermag sie innere Körperzustände mit sensorischen, autonomen und motorischen Reaktionen zu verbinden (Rizzolatti & Sinigaglia, 2008), was für eine emotionale Einfärbung wahrgenommener Körperempfindungen erforderlich ist.

Inselrinde wichtig für das Erleben von Empathie

Als kognitiven Aspekt der Empathie beschreiben Zaki und Ochsner (2012) die Fähigkeit, sich mental in die Gedanken anderer hinein zu versetzen. Sie konnten zeigen, dass Aufgaben, bei denen der Beobachter befragt wird, was eine andere Person denkt, andere Netzwerke aktiviert, als die Beobachtung von sensorischen oder emotionalen Erfahrungen anderer. Die Fähigkeit, sich mental in die Gedanken einer anderen Person hinein zu versetzen (Theory of Mind) geht mit Aktivierungen des medialen präfrontalen Cortex sowie superioren Anteilen des Temporallappens einher. Diese Strukturen werden auch als „Selbst-Projektions-Areale" interpretiert, also Areale, die es dem Beobachter erlauben, sich außerhalb des Hier-und-Jetzt in Zustände des anderen hinein zu versetzen, aber auch sich selbst und sein Handeln von außen zu betrachten. Die emotionale oder Wahrnehmungskomponente der Empathie und die kognitive Komponente, sind sowohl mit unterschiedlichen als auch mit überschneidenden neuronalen Netzwerken assoziiert. Zaki und Ochsner (2012) halten die vordere Inselregion, den inferioren Parietallappen, den posterioren Sulcus temporalis superior sowie den anterioren Gyrus cinguli (ACC) für wichtige Areale, die an emotionalen und kognitiven Empathieprozessen beteiligt sind.

Theory of Mind – kognitiver Aspekt der Empathie

Prosoziales Verhalten scheint kontext-abhängig sowohl durch das Mitfühlen als auch durch das Mitdenken mit dem anderen in Zusammenhang zu stehen und durch entsprechende neuronale Aktivierung getriggert zu werden. Führt die Beobachtung der Schmerzen anderer dazu, dass ich selbst Schmerzen erleide, so mag prosoziales Verhalten vor allem dadurch motiviert sein, das eigene Leid zu minimieren. Fördert man die Fähigkeit, sich in den anderen hineinzuversetzen, so kann dies auch die Wahrscheinlichkeit für prosoziales Verhalten vorhersagen (Zaki & Ochsner, 2012).

3.4 Apathie

Vermindertes zielgerichtetes Verhalten – Kerndefizit der Apathie

Marin (1990) nennt vermindertes *zielgerichtetes Verhalten*, als Kerndefizit der Apathie. Arnould et al. (2013) betonen, dass Apathie in sich ein multidimensionales Konstrukt ist, von einzelnen, z. T. überschneidenden Aspekten. Dabei betonen sie die Relevanz emotionaler und motivationaler Aspekte. Eine Minderung des Antriebs kann sich kognitiv, emotional und behavioral äußern. Den Patienten mangelt es an

- Interesse und Ideengenerierung (Kognition),
- emotionaler Schwingungsfähigkeit (Emotion) sowie
- an Handlungsinitiierung und -aufrechterhaltung (Verhalten).

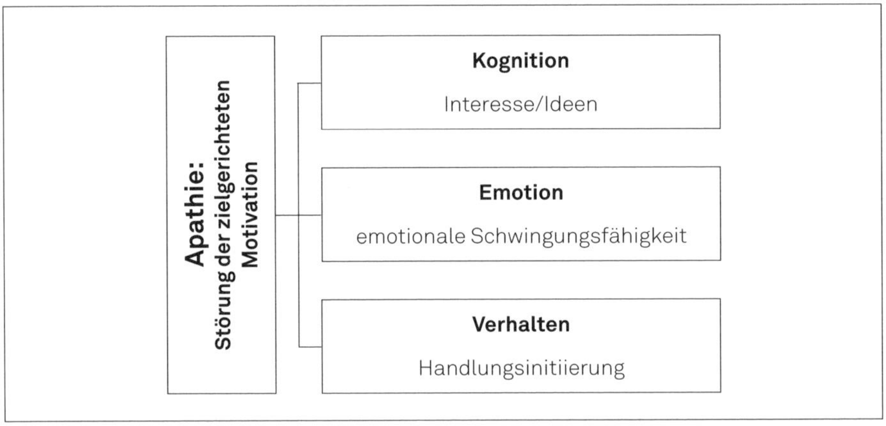

Abbildung 11: Apathie – zugrunde liegende Prozesse (modifiziert nach Marin, 1990; Arnould et al., 2013)

Allerdings müssen nicht alle drei Ebenen betroffen sein. So fanden Arnould et al. (2016) in einer Studie, bei der sie die Angehörigenversion des Apathie-Inventars (Robert et al., 2002) von 68 Menschen mit Schädelhirntrauma clusteranalytisch auswerteten, Patienten, die auf allen Dimensionen beeinträchtigt waren, solche, die vor allem eine emotionale Verflachung zeigten und schließlich eine Gruppe, die durch fehlende Handlungsinitiative und Interessenlosigkeit gekennzeichnet war.

Apathie als Störung des dopaminergen Belohnungssystems

Für die Entstehung der Apathie wird eine Störung des Belohnungssystems diskutiert. Neuroanatomisch wird das „Belohnungssystem“ als dopaminerges Netzwerk beschrieben, welches die ventrale Area tegementalis, den Nucleus accumbens, das ventrale Pallidum und das anteriore Cingulum einschließt (Der-Avakian & Markou, 2012). Rushworth et al. (2007) schreiben darüber hinaus dem orbitofrontalen Cortex relevante Steuerungsfunktion zu. Dabei ist zu beachten, dass nicht die Belohnung selbst, sondern die Erwartung einer Belohnung zur Aktivierung des Belohnungssystems führt. Viele Belohnungsreize haben ihre Valenz im Laufe der Lerngeschichte entwickelt, sodass eine enge Verknüpfung sowohl zu Gedächtnis- als auch zu emotionsrelevanten Strukturen des limbischen Systems besteht. Kommt es zu Läsionen in diesen Arealen, führt dies zu Veränderungen des Belohnungslernens sowie zu Änderungen in Emotion und Sozialverhalten (Rushworth et al., 2007). Dabei wird dem orbitofrontalen Cortex eine Rolle für die flexible Anpassung an sich ändernde Belohnungsreize zugesprochen (Repräsentation von Belohnungserwartung; Repräsentation von Vorlieben), während der anteriore cinguläre Cortex (ACC) vor allem für die Handlungsauswahl (Repräsentation von Handlungsvorlieben; Generierung von Handlungen) von Bedeutung ist. Entsprechend scheinen Störungen des orbitofrontalen Cortex eher mit Veränderungen der emotionalen Verarbeitung einherzugehen, insbesondere mit einer Reduktion von Angst und einer höheren Aggressivität, während es bei Läsionen im ACC vor allem zu veränderter Verarbeitung sozialer Informationen kommt und soziale Interaktionen ihren Verstärkungswert verlieren (die Reaktion des anderen verliert ihre Bedeutung).

Neben dem Belohnungssystem sind der laterale präfrontale Cortex und der ACC vor allem für die kognitive Verhaltenskontrolle, die Generierung zielgerichteter Ideen und die Aufrechterhaltung der notwendigen Anstrengungsbereitschaft von Bedeutung (Holroyd & Yeung, 2012).

3.5 Reduzierte Impulskontrolle

Begriffliche Unklarheiten

Der Begriff Impulskontrolle wird in der Literatur äußerst uneinheitlich genutzt, sodass das gleiche Label bei verschiedenen Autoren unterschiedliche Konzepte beschreibt, während in anderem Zusammenhang zwei verschiedene Begriffe verwendet werden, die dasselbe Konzept meinen (Kocka & Gagnon, 2014). So werden z. B. Impulsivität und Disinhibition z. T. synonym verwendet (Kocka & Gagnon, 2014). Impulsivität wird allgemein definiert als die Tendenz spontanes oder auch exzessives Verhalten zu zeigen, ohne die längerfristigen Konsequenzen zu berücksichtigen, sie wird in der Regel als multidimensionales Konstrukt aufgefasst (Kocka & Gagnon, 2014; Rochat et al., 2010). Das in der Literatur am häufigsten zitierte Modell der Impulsivität ist das von Whiteside und Lynam (2001) entwickelte UPPS-Modell. Dieses Modell identifiziert 4 Faktoren der Impulsivität:

UPPS-Modell der Impulsivität

- **U**rgency (wörtlich: Dringlichkeit; inhaltlich am ehesten Ungeduld/Reizbarkeit) – die Neigung mit heftigen (oft negativen) Emotionen oder Handlungen zu reagieren
- Lack of **P**remeditation (Handeln ohne nachzudenken, Vorschnelles Verhalten) – Schwierigkeiten, über die Handlung und ihre Konsequenzen nachzudenken, bevor sie durchgeführt wird

- Lack of **P**reseverance (Mangelndes Durchhaltevermögen) – leichte Ablenkbarkeit, vor allem bei langweiligen oder schwierigen Aufgaben
- **S**ensation Seeking (Suche nach intensiven Erlebnissen) – Spaß an aufregenden Erlebnissen und Offenheit für neue, auch riskante Erlebnisse

In einer Studie, die Angehörige von Schädel-Hirn-Traumapatienten baten, die Impulsivität der Patienten vor und nach dem Ereignis mit einer Skala einzuschätzen, die auf dem UPPS-Modell basiert, zeigte sich, dass sich „Urgency", Vorschnelles Verhalten und mangelndes Durchhaltevermögen, nach dem SHT signifikant verstärkt hatten, während das Sensation-Seeking-Verhalten signifikant zurückgegangen ist. Rochat et al. (2010) gehen davon aus, dass Urgency, vorschnelles Handeln und mangelndes Durchhaltevermögen am ehesten mit Selbstkontrolle und Inhibition assoziiert sind, während Sensation Seeking eher als motivationaler Prozess angesehen wird.

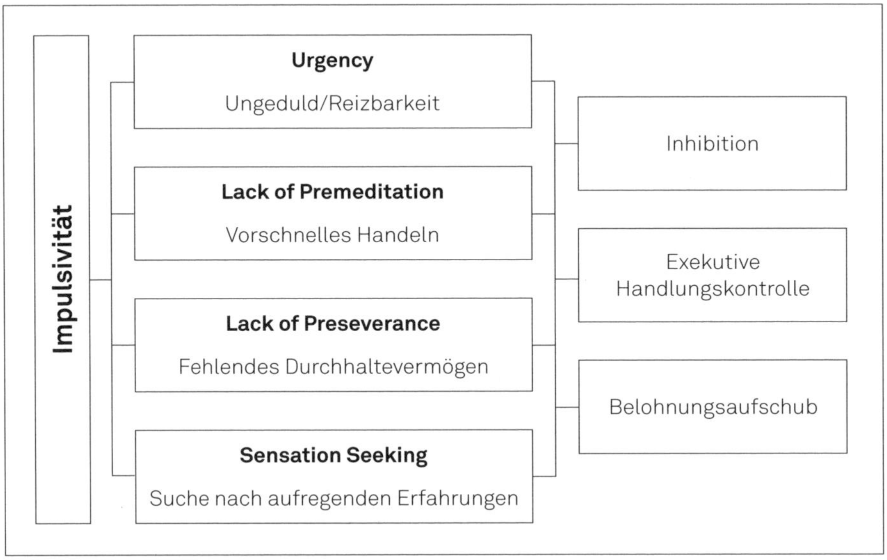

Abbildung 12: Impulsivität – das UPPS-Modell (Whiteside & Lynam, 2001) und zugrunde liegende Prozesse

Kocka und Gagnon (2014) haben eine umfängliche Literaturrecherche durchgeführt, um Konzepte und Begrifflichkeiten, die mit Impulsivität und Inhibition assoziiert sind, präziser zu fassen. Ausgehend von den beschriebenen Phänomenen, kommen sie zu vier Dimensionen, auf denen sich Impulsivität beschreiben lässt:

- Handeln ohne nachzudenken – Impulsivität im engeren Sinne
- Mangelnde Inhibition – fehlende Unterdrückung irrelevanter Umweltstimuli sowie motorischer oder emotionaler Impulse (Interferenzanfälligkeit und Ablenkbarkeit)

- Exekutive Funktionen der Handlungskontrolle – Antizipation, Selbstwahrnehmung, Handlungsüberwachung (Monitoring)
- Sensation Seeking, das oft mit riskantem Verhalten einhergeht

Sie versuchen, die von ihnen identifizierten Prozesse in Bezug zum UPPS-Modell zu setzen. Dabei finden das Handeln-ohne-Nachzudenken im „Lack of Premeditation" und das Sensation Seeking unmittelbare Korrespondenz. Mangelnde Inhibition spiegelt sich im UPPS-Modell in den Faktoren Urgency, Mangelndes Durchhaltevermögen und Vorschnellem Verhalten wider. Ist der Patient nicht in der Lage, ablenkende Reize oder spontane Impulse auszublenden, wird es ihm nicht gelingen, starke Gefühle zu steuern (Urgency), wird sich schlechter auf langweilige oder schwierige Aufgaben konzentrieren können (Lack of Preseverance) und sie können auch erklären, warum Patienten nicht über die Konsequenzen einer Handlung nachdenken, bevor sie sie ausführen (Lack of Premeditation). Die exekutive Handlungskontrolle spiegelt sich im UPPS-Modell am ehesten im Faktor Lack of Premeditation wider. Die mangelnde Fähigkeit, antizipatorisch und unter Handlungsüberwachung zu agieren, wird zu vorschnellem Handeln führen.

Auch Impulskontrolle ist ein Begriff, der den Exekutiven Funktionen zugeordnet wird (Kocka & Gagnon, 2014). Kocka und Gagnon definieren sie als die Fähigkeit, automatische Antworten zu inhibieren und betonen die Relevanz für ein flexibles und zielgerichtetes Verhalten. Fehlende Impulskontrolle führt zu Impulsiven Handlungen, Reizgesteuertem Verhalten und Perseverationen. Mangelnde inhibitorische Kontrolle kann darüber hinaus auch zu einer erhöhten Ablenkbarkeit führen, durch die mangelnde Fähigkeit, irrelevante Stimuli zu auszublenden. Darüber hinaus geht eine mangelnde inhibitorische Kontrolle häufig mit Schwierigkeiten in der Emotionsregulation einher. Dies kann auch zu emotionaler Labilität, verminderter Frustrationstoleranz bis hin zu erhöhter Reizbarkeit und Aggressivität führen (Wood, 2013). Emotionsregulation bezieht darüber hinaus auch noch Überwachungsfunktionen (Monitoring) mit ein, die es dem Individuum erlauben, seine eigenen Gefühle und Handlungen wahrzunehmen.

Pattij und Vanderschureh (2008), die sich mit der pharmakologischen Behandlung von Impulsivität befassen, betonen neben der Impulskontrolle im engeren Sinne, fehlenden Belohnungsaufschub als weiteren wichtigen Aspekt. Dieser spiegelt sich im UPPS-Modell vor allem im Faktor Urgency wider. Neuroanatomisch spielen Netzwerke eine Rolle, die Verhalten inhibieren und solche die den Belohnungsaufschub unterstützen. Dabei ist der präfrontale Cortex in Interaktion mit den Basalganglien, insbesondere dem Nucleus Accumbens für die Verhaltenssteuerung von Bedeutung, während der orbitofrontale Cortex vor allem für den Belohnungsaufschub und damit für die motivationale Seite der Impulsivität eine Rolle spielt. Wie oben bereits erwähnt, ist er besonders gut in der Lage, Verhalten anzupassen, wenn sich die Beloh-

Präfrontaler Cortex und Nucleus Accumbens sind wichtige Zentren der Inhibition

nungsbedingungen ändern. Gelingt diese flexible Verhaltensanpassung nicht, so ist das Verhalten von kurzfristigen Verstärkern gesteuert, ein Belohnungsaufschub zugunsten langfristig positiver Entscheidungen ist nicht mehr möglich.

Die Erläuterung zu den fünf Verhaltensclustern zeigen, dass es bestimmte mentale Grundprozesse sind, die für das Zustandekommen des jeweiligen Störungsbildes in unterschiedlicher Ausprägung verantwortlich sind. Dabei handelt es sich um die Fähigkeit, eigene Körpersignale und Gefühle bewusst wahrzunehmen. Exekutive Funktionen, im Sinne von Handlungsplanung und -überwachung, Ideengenerierung und die selektive Steuerung von Aufmerk-

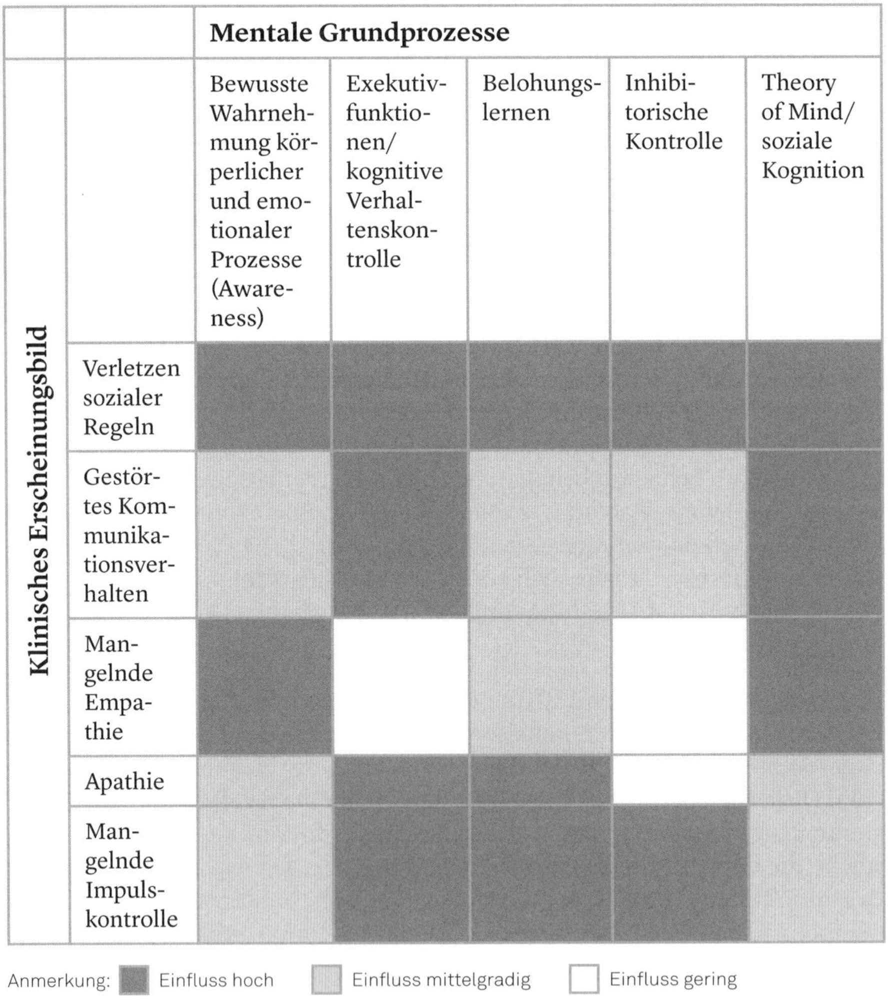

Abbildung 13: Mentale Grundprozesse und ihre Relevanz für die Störungscluster

samkeit und Arbeitsgedächtnis sind eine weitere wichtige Basis für die Verhaltenssteuerung. Des Weiteren sind die Antizipation und Verarbeitung von Belohnungs- und Bestrafungsreizen von Bedeutung. Verlieren diese ihre emotionale Wertigkeit, geht deren verhaltensmodifizierende Wirkung verloren und das Verhalten wird nur an kurzfristigen Handlungskonsequenzen ausgerichtet, ohne langfristige Folgen ausreichend zu berücksichtigen. Schließlich spielt die Fähigkeit zur Inhibition eine zentrale Rolle. Dabei ist die Inhibition irrelevanter sensorischer Stimuli ebenso von Relevanz wie die Inhibition emotionaler Reaktionen und die angepasste Steuerung von Handlungsimpulsen. Schließlich ist soziale Kognition erforderlich, also die Fähigkeit, sich in den anderen gedanklich hineinzuversetzen, dessen Reaktionen zu antizipieren und dies für die zielgerichtete Verhaltenssteuerung zu nutzen. Die Relevanz dieser Grundprozesse für die fünf klinischen Cluster ist im vorangegangenen Kasten zusammenfassend dargestellt.

Funktionell-neuroanatomisch wird das Verhalten durch ein Netzwerk von neuronalen Strukturen gesteuert. Die wichtigsten Zentren und ihre verhaltenssteuernde Funktion sind in Abbildung 14 dargestellt.

Zusammenfassung

Verhaltensstörungen nach Hirnschädigung sind in der Regel durch das Zusammenwirken einer Reihe beeinträchtigter Teilprozesse und Subfunktionen verursacht. Hinzukommen ungünstige Lern- und Anpassungsprozesse im Verlauf der Erkrankung, die häufig zur Aufrechterhaltung der Störung und zur Eskalation der psychosozialen Situation beitragen.

Die zugrunde liegenden neuronalen Strukturen sind in Netzwerken verschiedener neuronaler Zentren verschaltet, bei denen lateraler, medialer und orbitofrontaler präfrontaler Cortex, anteriorer Cingulärer Cortex, die Inselrinde, limbische Strukturen sowie Thalamus und Basalganglien (v. a. Nucleus accumbens und Globus pallidus) relevante Zentren darstellen.

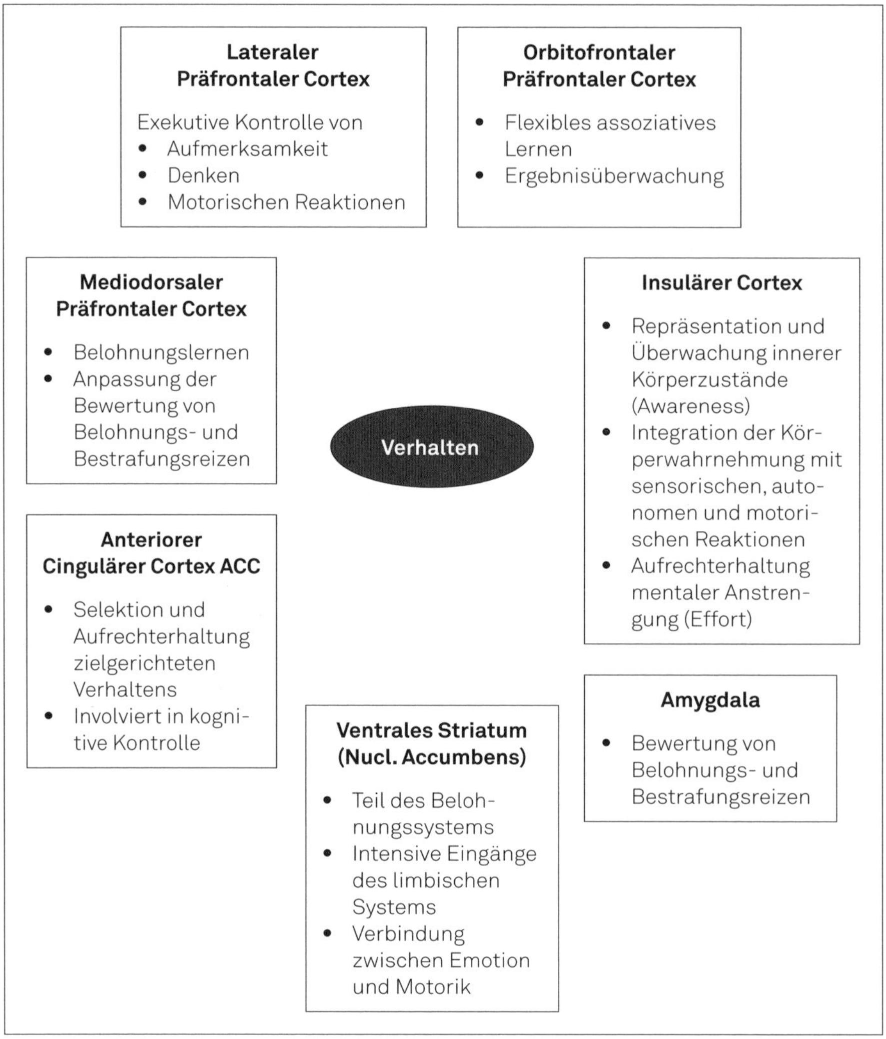

Abbildung 14: Neuroanatomische Strukturen und Ihre Funktion in der Verhaltenssteuerung

4 Diagnostik

Im Folgenden wird zunächst die Einordnung organisch bedingter Verhaltensstörungen in der ICD-10 bzw. dem DSM-5 vorgestellt. Daran anschließend werden Neuropsychologische Verfahren und Dokumentationshilfen vorgestellt, die die diagnostische Klassifikation erleichtern.

4.1 Klassifikationssysteme

4.1.1 ICD-Klassifikation

In der ICD (WHO, Dilling et al., 2011) werden die Verhaltensstörungen unter der Ziffer F07 dargestellt und differenziert:[2]

Tabelle 1: Verhaltensstörungen in der ICD unter F07

F07	**Persönlichkeits- und Verhaltensstörungen aufgrund einer Krankheit, Schädigung oder Funktionsstörung des Gehirns**
F07.0	Organische Persönlichkeitsstörung
F07.1	Postenzephalitisches Syndrom
F07.2	Organisches Psychosyndrom nach Schädelhirntrauma
F07.8	Sonstige organische Persönlichkeits- und Verhaltensstörung aufgrund einer Krankheit, Schädigung oder Funktionsstörung des Gehirns
F07.9	Nicht näher bezeichnete organische Persönlichkeits- und Verhaltensstörung aufgrund einer Krankheit, Schädigung oder Funktionsstörung des Gehirns

Die organisch bedingten *Persönlichkeits- und Verhaltensstörungen* sind laut ICD-10 gekennzeichnet durch eine „auffällige Veränderung des gewohnten prämorbiden Verhaltens“. Inwieweit zusätzlich kognitive Störungen vorliegen, lässt die ICD offen. Unter den diagnostischen Kriterien wird gefordert, dass aus der Vorgeschichte oder aufgrund anderer Hinweise eine „Hirnerkrankung, Hirnschädigung oder Hirnfunktionsstörung angenommen werden kann“, d.h. die Diagnose ist auch ohne nachweisbaren hirnpathologischen Befund möglich, wenn mindestens zwei der folgenden Merkmale vorliegen:

1. Andauernd reduzierte Fähigkeit, zielgerichtete Aktivitäten über längere Zeiträume durchzuhalten oder Befriedigungen aufzuschieben
2. Verändertes emotionales Verhalten, z.B. emotionale Labilität, leichter Wechsel zu Reizbarkeit, in manchen Fällen kann Apathie im Vordergrund stehen
3. Äußerungen von Bedürfnissen und Impulsen meist ohne Berücksichtigung von Konsequenzen oder sozialen Konventionen
4. Kognitive Störungen in Form von Misstrauen oder paranoidem Denken oder exzessiver Beschäftigung mit einem einzigen, meist abstrakten Thema
5. Auffällige Veränderung der Sprachproduktion und des Redeflusses (Umständlichkeit, Begriffsunschärfe)

---

2 Persönlichkeitsstörungen in Zusammenhang mit neurodegenerativen Prozessen, insbesondere bei der behavioralen Form der fronto-temporalen Lobärdegeneration, werden mit Verweis auf den in der Reihe Fortschritte der Neuropsychologie erschienen Band „Demenzen“ (Jahn & Werheid, 2015) hier nicht weiter ausgeführt.

6. Verändertes Sexualverhalten (verminderte Sexualität oder Wechsel in der sexuellen Präferenz)

Als dazugehörige Begriffe nennt die ICD:
- Frontalhirnsyndrom
- Leukotomiesyndrom
- Lobotomiesyndrom
- organische Pseudopsychopathie
- organische pseudoretardierte Persönlichkeit
- Persönlichkeitsstörung bei limbischer Epilepsie

Klassifikation der ICD unsystematisch, zum Teil ätiologisch, zum Teil symptombezogen

Die ICD ist in ihrer Klassifikation unsystematisch, da Störungen einerseits ätiologisch (z. B. Postencephalitisches Syndrom F07.1 und Organisches Psychosyndrom nach Schädelhirntrauma F07.2), andererseits eher phänomenologisch zusammengestellt sind (z. B. F07.0 organische Persönlichkeitsstörung). Hier entsteht der falsche Eindruck, dass Störungsmuster sich nach Ätiologien unterscheiden lassen.

Unter der Ziffer F07.2 „Organisches Psychosyndrom nach Schädelhirntrauma" findet sich in der Beschreibung eine Ansammlung verschiedenster somatischer (Kopfschmerzen, Schwindel, Störungen des Schlafes), kognitiver (Störungen der Konzentration und des Gedächtnisses), emotionaler (vermindertes Selbstwertgefühl) und behavioraler Symptome (verminderte Belastungsfähigkeit gegenüber Stress, erhöhte Reizbarkeit), die gegeben sein *können*. Die Diagnose kann sowohl bei schweren organischen Gewebsläsionen als auch bei fraglichem SHT vergeben werden. Auch die Schwere und Objektivierbarkeit der Beschwerden bleibt offen, und es wird angegeben, dass die Ätiologie nicht immer klar sei und sowohl organische als auch psychische Faktoren verursachend angenommen werden. Dies beschreibt recht gut das von der ICD explizit eingeschlossene „postkontusionelle Syndrom" bzw. „postkommotionelle Syndrom", also Zustände nach leichtem Schädelhirntrauma, bei denen in der Regel eine allenfalls kurze Bewusstlosigkeit, aber meist keine nachweisbaren Läsionen im MRT vorhanden sind. Zustände nach schwerem SHT, die jedoch ebenfalls hier zu klassifizieren sind, scheinen durch die diagnostischen Kriterien hingegen nicht hinreichend beschrieben. Damit ist der diagnostische Wert dieser Klassifikation eher gering.

Haben die Patienten zusätzlich kognitive Störungen, muss sich der Untersucher entscheiden, ob er eher diese im Vordergrund sieht und die F07.2 vergibt oder eher die Verhaltensstörung und die F07.0 vergeben wird. Zumindest für die F07.0 wird die F07.2 als Ausschlussdiagnose festgehalten, sodass in der Systematik des ICD beide Diagnosen nicht gemeinsam vergeben werden sollten. Alternativ kann allerdings ergänzend die Diagnose F07.8 („Sonstige näher bezeichnete organische psychische Störungen aufgrund einer Schädigung oder Funktionsstörung des Gehirns oder einer körperlichen Krankheit") oder F07.9 („Nicht näher bezeichnete organische psychische Störung aufgrund einer Schädigung oder Funktionsstörung des Gehirns oder einer körperlichen Krankheit“) zusätzlich vergeben werden.

Unter F07.8 „Sonstige organische Persönlichkeits- und Verhaltensstörung“ kann jedes „umschriebene, aber nur vermutete Syndrom einer Persönlichkeits- oder Verhaltensstörung als Folge einer Krankheit des Gehirns“ klassifiziert werden, die nicht durch F07.0-F07.2 klassifiziert werden konnten. Explizit erwähnt wird eine „rechtshemisphärisch bedingte organische affektive Störung“, die durch „Änderungen in der Fähigkeit, Emotionen auszudrücken oder zu verstehen“ charakterisiert wird.

Zusammenfassend bietet die Klassifikation des ICD eine klinische Einstufung der Störung. Um deren Qualität und Schwere genauer zu beschreiben und daraus therapeutische Strategien abzuleiten, sind zusätzliche diagnostische Instrumente erforderlich, die weiter unten dargestellt werden.

4.1.2 DSM-5

Die organisch bedingten Verhaltensstörungen finden sich in der Neufassung des DSM-5 (American Pschiatric Association, 2015) unter den „Neurokognitiven Störungen“. Der Begriff der neurokognitiven Störung umfasst alle Erkrankungen, bei denen kognitiven Störungen mit einer neuronalen Ursache in Zusammenhang gebracht werden. Gleichzeitig wird berücksichtigt, dass auch andere psychische Erkrankungen wie z. B. Schizophrenie oder Angst organische Grundlagen haben oder mit kognitiven Störungen einhergehen können. Innerhalb der neurokognitiven Störung werden unterschieden:

- Delir
- Leichte neurokognitive Störung
- Schwere neurokognitive Störung

Neurokognitive Störung

Das gemeinsame Merkmal der beschriebenen Störungen sind Defizite in einem oder mehreren kognitiven Funktionsbereichen. Dabei werden folgende kognitive Domänen erwähnt: Aufmerksamkeit, Exekutivfunktionen, Lernen und Gedächtnis, Sprache, perzeptuell-motorische Fähigkeiten und soziale Kognitionen. Die beschriebenen Defizite müssen als Veränderung gegenüber einem zuvor schon länger erreichten Leistungsniveau beschrieben werden, was sie von Entwicklungsstörungen abgrenzt. Zudem müssen sie objektivierbar sein durch standardisierte neuropsychologische Testverfahren. Der Unterschied zwischen schwerer und leichter neurokognitiver Störung basiert auf dem Schweregrad der kognitiven Beeinträchtigung sowie auf der funktionellen Relevanz für die selbstständige Lebensführung. Werden kognitive Störungen als leichtgradig eingestuft, sollten sie keine wesentliche Alltagsbeeinträchtigung hervorrufen. Erstmals werden für die testpsychologische Untersuchung Grenzwerte festgelegt, d. h. eine leichte Störung wird definiert als Leistung

Veränderung gegenüber einem zuvor erreichten Niveau

eine bis zwei Standardabweichungen unterhalb eines Mittelwertes einer angemessenen Referenzpopulation. Bei einer schweren Störung liegt die Leistung mehr als 2 Standardabweichungen unter der Norm.

Das DSM-5 gibt eine Reihe möglicher Ätiologien vor (z. B. Alzheimerkrankheit, traumatische Hirnverletzung, Parkinsonerkrankung etc.), darüber hinaus aber auch „sonstige medizinische Konditionen", „multiple Ätiologien" sowie eine Restkategorie (unspezifiziert).

Verhaltensstörungen werden zusätzlich zu kognitiven Störungen klassifiziert

Zusätzlich zu den kognitiven Störungen ist anzugeben, ob und wenn ja, in welchem Schweregrad (leicht, mittelgradig, schwer) begleitende Verhaltensstörungen auftreten. Nur durch diese Zuordnung werden die von uns beschriebenen Verhaltensstörungen klassifiziert. Es erfolgt keine weitere Charakterisierung oder Abgrenzung (z. B. von depressiven Erkrankungen), was als dezidierter Mangel des DSM-5 eingeschätzt wird (Maier & Barnikol, 2014).

Vorteile des DSM-5

Gegenüber bisherigen Klassifikationssystemen hat das DSM-5 eine Reihe von Vorteilen:

- Kognitive Störungen werden konsequent als „neurokognitiv" bezeichnet.
- Die kognitive Störung wird klar von der ätiologischen Zuordnung unterschieden.
- Die Einordnung des Schweregrades wird operationalisiert auf Basis standardisierter psychometrischer Untersuchungen und der funktionellen Alltagsbeeinträchtigung:
- Das Vorliegen einer Verhaltensstörung und deren Schweregrad kann zusätzlich codiert werden.

Es ist zu hoffen, dass die in den nächsten Jahren zu erwartende Aktualisierung der ICD diese positiven Veränderungen aufgreift.

4.2 Neuropsychologische Verfahren und Dokumentationshilfen

Anlass für die neuropsychologische Diagnostik sind selbst- oder fremdanamnestische Angaben über Verhaltens- oder Wesensänderung. Darüber hinaus kann bei Vorliegen kritischer Läsionen eine orientierende Diagnostik sinnvoll sein. Typische Beispiele von Verhaltensauffälligkeiten wurden in Kapitel 1 erwähnt.

4.2.1 Anamnese

Am Beginn einer jeden Diagnostik steht eine ausführliche *Anamnese,* die Durchsicht der vorliegenden Akten sowie nach Möglichkeit eine Befragung der Angehörigen. Zudem kann eine Rücksprache mit dem behandelnden Hausarzt oder die Hinzuziehung von Informationen aus Schul- oder Arbeitszeugnissen Aufschluss über die prämorbide Persönlichkeit geben, um das Ausmaß der Verhaltensstörung einzuschätzen. Bei Schulzeugnissen ist allerdings zu berücksichtigen, dass diese oft eher etwas über den Leistungsstand widergeben. Freie Beschreibungen des Verhaltens wie sie in älteren Schulzeugnissen noch zu finden sind, geben hier manchmal mehr Informationen als die Schulnoten. Die Exploration sollte stets folgende Aspekte einschließen (nach Kim, 2002):

Zur Anamnese gehört das Aufsuchen von Informationen über die prämorbide Persönlichkeit

- Prämorbide Risikofaktoren, z. B.:
  - psychische Störungen in der Vorgeschichte
  - Verhaltensauffälligkeiten in der Anamnese
  - Substanzabusus oder andere Zeichen von disinhibitiorischem Verhalten in der Anamnese
- Genaue Beschreibung der Verhaltensauffälligkeiten
- Zur Vorbereitung der Therapieplanung: Genaue Beschreibung der bereits unternommenen Versuche, das unerwünschte Verhalten zu verändern. Welche dieser Versuche waren hilfreich, welche nicht?

Die Anamnese sollte ergänzt werden durch eine umfassende neuropsychologische Untersuchung der kognitiven Stärken und Schwächen, d. h. Störungen von Belastbarkeit und Aufmerksamkeit (Sturm, 2005), des Gedächtnisses (Thöne-Otto & Markowitsch, 2004) sowie der Exekutivfunktionen (Müller, 2013). Manche Verhaltensauffälligkeiten können durch das Vorliegen der kognitiven Störung erklärt werden, etwa wenn Patienten zur Kompensation einer schweren Gedächtnisstörung misstrauisch werden und stärker ihr Umfeld kontrollieren. Allerdings lassen sich nicht immer und auch nicht alle Verhaltensauffälligkeiten durch das kognitive Profil erklären. Nicht selten sind die Patienten insbesondere bei orbitofrontalen Läsionen kognitiv relativ unauffällig.

Patienten können kognitiv unauffällig sein

4.2.2 Verhaltensbeobachtung und Verhaltensanalyse

Im Klinikalltag und besonders in einer strukturierten Untersuchungssituation sind Verhaltensauffälligkeiten oft schwer beobachtbar. Daher sind Beobachtungen der Kollegen einzubeziehen, die den Patienten in alltäglichen Situationen erleben können. Psychometrische Tests können als Beobachtungssituation genutzt werden, z. B. wenn Aufgabenstellungen den Umgang des Patienten mit Frustrationen oder Handlungsbarrieren erfordern (z. B. im PASAT (Paced Auditory Serial Addition Task) oder im WCST (Wisconsin Card Sorting Test)). Auch für die Beobachtung einer Antriebsminderung bieten sich unstrukturierte Situationen an.

In der strukturierten neuropsychologischen Untersuchungssituation sind Verhaltensauffälligkeiten oft nicht beobachtbar

Zur Erleichterung der Verhaltensbeobachtung im Alltag bietet es sich an, dem Patienten auf seine spezifischen Schwierigkeiten hin Beobachtungsprotokolle mitzugeben. Dabei sollte der Patient dazu instruiert werden, Beobachtungen möglichst unmittelbar in oder nach einer kritischen Situation zu notieren. Wird

Beobachtungsprotokolle zur systematischen Selbstbeobachtung

der Bogen am Abend im Rückblick auf den Tagesverlauf ausgefüllt, wird es zu Erinnerungsverzerrungen kommen. Um den Einfluss von verzerrter Erinnerung zu minimieren, sollte der Patient angeleitet werden, sein Verhalten in konkreten definierten Situationen oder mehrmals am Tag zu beobachten. Ein Beispiel für einen Beobachtungsbogen findet sich im Therapieteil dieses Bandes.

Verhaltensanalyse nach SORCK-Schema ergänzt die Beschreibung des Verhaltens

Sollen aus der Diagnostik therapeutische Zielstellungen und Verfahren abgeleitet werden, sollte neben der genauen Beschreibung der Verhaltensauffälligkeiten (z. B. Patient sitzt relativ unbewegt im Wartebereich, nimmt keinen Blickkontakt auf) eine *Verhaltensanalyse* ergänzt werden. Hierzu ist das störende Verhalten zu definieren, und Auslösefaktoren sowie aufrechterhaltende Bedingungen zu bestimmen. Häufig sind auch Schwankungen der Auftretenshäufigkeit im Tagesverlauf zu beobachten. Die Verhaltensanalyse sollte dem in der Verhaltenstherapie üblichen SORCK-Schema (Kanfer, Reinecker & Schmelzer, 2012) folgen (s. Karte am Ende des Bandes). Dabei werden die auslösenden Bedingungen und Situationen (S), begleitende Kognitionen und physiologische relevante Faktoren (O), das Problemverhalten (R), die darauffolgenden kurz- und mittelfristigen Konsequenzen (C) sowie die Kontingenzen (K) analysiert. Die Kontingenz beschreibt die Regelmäßigkeit, mit der eine bestimmte Konsequenz auf ein Verhalten folgt (z. B. immer oder intermittierend). Eine solche Verhaltensanalyse sollte für die wesentlichen Problemfelder zu Beginn der Behandlung durchgeführt werden. Werden sehr viele verschiedene „Schauplätze“ (Auslösebedingungen) berichtet, sollten zu Beginn nur die wichtigsten genauer analysiert werden. Ggf. ist eine Hierarchisierung unerwünschter Verhaltensweisen in unterschiedlichen Auslösesituationen sinnvoll. Priorität sollten die Auslösebedingungen und Verhaltensweisen haben, die als besonders belastend erlebt werden. Wenn im Therapieverlauf andere Themenschwerpunkte in den Vordergrund treten, muss die Verhaltensanalyse angepasst werden. Im folgenden Kasten sind einige wichtige Fragen für die Verhaltensanalyse aufgeführt:

Besonders belastende Auslösebedingungen und Verhaltensweisen haben Priorität

Beschreibung des Problemverhaltens

Welche spezifischen Verhaltensweisen sollen verändert werden?

1. Welche Gefühle, Gedanken, welche physiologischen und motorischen Reaktionen kennzeichnen das Verhalten?
2. Auftrittshäufigkeit
3. Auftretensintensität
4. Seit wann besteht das Verhalten?

Entstehungsbedingungen/Organismusvariablen

1. Zeitlicher Zusammenhang zum hirnschädigenden Ereignis
2. Traten andere Erkrankungen oder Veränderungen der Lebenssituation auf, die das Verhalten ausgelöst oder verstärkt haben?

Auslösende Bedingungen
1. In welchen Situationen tritt das Verhalten auf? 2. Was sind typische Auslösebedingungen? 3. Gibt es modifizierende Variablen (Tageszeit, Ermüdung etc.)?
Welche Konsequenzen hat das Verhalten im aktuellen Kontext?
1. Welche Vorteile hat das Verhalten (kurzfristig – mittelfristig)? 2. Welche Nachteile hat das Verhalten (kurzfristig – mittelfristig)?

4.2.3 Verhaltensmessung

Zur Quantifizierung des Verhaltens sind Messungen hilfreich. Dazu kann z. B. die Auftrittshäufigkeit in einem vorgegebenen Zeitintervall mit Strichlisten oder „Ereigniszählern", wie sie z. B. im Logopädiebedarf erhältlich sind, gezählt werden. Wird eine solche Verhaltenszählung parallel von Patient und Angehörigem oder Patient und Therapeut durchgeführt, kann die Auswertung der Diskrepanz für die Therapie genutzt werden.

Ereigniszähler zur Quantifizierung einer Antriebsminderung

Zur Quantifizierung einer Antriebsminderung kann der Einsatz von Schrittzählern sinnvoll sein. Aufwendiger, aber auch feiner abgestuft sind Möglichkeiten der Aktimetrie (Müller et al., 2006). Hierzu trägt der Patient ein armbanduhr-ähnliches Instrument am Handgelenk, das alle Bewegungsänderungen aufzeichnet. Diese können nach Abschluss der Messzeit digital ausgezählt und ausgewertet werden. Müller et al. (2006) konnten zeigen, dass bei Patienten mit klinisch relevanten Antriebsstörungen die Häufigkeit und Dauer von Intervallen mit 0-Bewegungen während der Wachzeit signifikant höher war als bei Kontrollpatienten ohne Antriebsstörung. Da für diese Messungen in der Regel keine Vergleichsnormen vorliegen, sind sie vor allem zur Verlaufsmessung bzw. zur Therapieevaluation, d. h. zum intraindividuellen Vergleich sinnvoll. In letzter Zeit wurden zunehmend auch Applikationen für Mobiltelefone entwickelt über die Verhaltensparameter relativ einfach messbar sind. Einen Überblick über diese Messinstrumente gibt das Themenheft der Zeitschrift für Neuropsychologie (Peper & Loeffler, 2014).

Mobilfunkapplikationen erleichtern die Messung von Verhaltensparametern

4.2.4 Fragebögen

Fragebögen sollten sowohl die Selbst- als auch die Fremdeinschätzung erfassen

Es gibt zahlreiche Fragebögen, von denen einige hier exemplarisch vorgestellt werden (Überblick in Monsalve et al., 2014). Der Arbeitskreis Aufmerksamkeit und Gedächtnis der Gesellschaft für Neuropsychologie hat unter der Federführung von Knop, Geiger und Schächtele (2009) eine Übersicht über Verfahren zur Erfassung von Verhaltensauffälligkeiten (VEVA) erstellt.

Einige Fragebögen erfassen neben unterschiedlichen Verhaltensauffälligkeiten zusätzlich kognitive Einschränkungen. Von denen sollen zunächst diejenigen genannt werden, von denen deutsche Fassungen publiziert vorliegen.

NPI-Fremdeinschätzung durch einen Angehörigen

Neuropsychiatrisches Inventar (NPI) (Cummings et al., 1994). Bei diesem in psychiatrischen Kliniken weit verbreiteten Fremdeinschätzungsfragebogen wird im Rahmen eines halbstrukturierten Interviews mit dem Angehörigen für zehn Verhaltensbereiche erfragt, ob Verhaltensauffälligkeiten beobachtbar sind (Ja/Nein Antworten). Falls Auffälligkeiten angegeben werden, wird genauer exploriert, wie häufig diese auftraten (selten, manchmal, häufig, sehr häufig), wie schwer die Symptome sind (leicht, mäßig, schwer), und wie groß die Belastung durch diese Verhaltensweisen ist (6-stufige Skala von gar nicht (0) bis extrem (5)). Die erfragten Bereiche sind Wahnvorstellungen, Halluzinationen, Erregung/Aggression; Depression/Dysphorie, Angst, Hochstimmung/Euphorie, Apathie/Gleichgültigkeit, Enthemmung, Reizbarkeit/Labilität sowie abweichendes motorisches Verhalten. Darüber hinaus werden zwei vegetative Bereiche (Verhalten bei Nacht sowie Veränderungen von Appetit und Essverhalten) erfragt. Die Durchführungsdauer, ohne das vorausgehende Interview, wird von Knop et al. (2009) mit sieben Minuten angegeben. Sie variiert mit der Anzahl der Domänen, in denen Verhaltensauffälligkeiten näher erfragt werden. Es werden keine Normen angegeben, da das Inventar davon ausgeht, dass die erfragten Verhaltensauffälligkeiten in der Normalbevölkerung in der Regel nicht vorkommen.

HPP-Skala zur Erfassung von Störungen der Exekutivfunktionen, Verhalten und Krankheitseinsicht

Die *Skala zur Beurteilung von Handlungs-, Planungs- und Problemlösestörungen* (HPP) (Gauggel et al., 1998; kostenlos zu beziehen unter www.psychometrikon.de) untersucht Handlungskontrolle sowie metakognitives Wissen (Selbsteinschätzungsfähigkeit und Störungsbewusstsein). Die Selbsteinschätzungsskala enthält 12 Items, die Fremdeinschätzung 24 Items, mit deren Hilfe die Häufigkeit (nie, manchmal, häufig) verschiedener Verhaltensauffälligkeiten beurteilt wird. Die Skala wurde an 51 Patienten mit Hirnschädigung im Alter von 18 bis 50 Jahren evaluiert. Die Items der Fremdeinschätzung werden vier Verhaltensbereichen zugeordnet. Dabei handelt es sich um Planung und Handlungskontrolle, metakognitive Fähigkeiten, die Fähigkeit, affektive Prozesse zu regulieren, und die Fähigkeit zur Kontrolle des Sozialverhaltens. Von diesen wurden für die Selbsteinschätzung nur die Aspekte Handlungskontrolle und Affektregulation übernommen. Im Manual von Gauggel und Deckersbach (1995) existieren Prozentrangnormen sowie Cut-Off-Scores für das Vorliegen einer Störung von Exekutivfunktionen, Verhalten und Krankheitseinsicht.

DEX-Selbst- und Fremdeinschätzung von Verhaltensauffälligkeiten

Der *Dysexecutive Questionnaire* (DEX) (Wilson et al., 1996; Deutsche Fassung: Ufer, 2000) ist Teil der Testbatterie Behavioural Assessment of the Dysexecutive Syndrome (BADS) und erfasst mithilfe von Selbst- und Fremdeinschätzung Verhaltensauffälligkeiten im Alltag, die zu vier Skalen zusammengefasst werden können: Inhibition (z. B. „tut etwas, obwohl er weiß, dass er es nicht tun sollte"), Intentionalität (z. B. „hat Schwierigkeiten vorausschauend zu sein"), Exekutives Gedächtnis (z. B. „verwechselt die Reihenfolge der Geschehnisse") sowie Affektivität (z. B. „verliert schon bei Kleinigkeiten die Beherrschung"). Für die 20 Items wird auf einer 5-stufigen Skala eingeschätzt, wie häufig diese im Alltag vorkommen (nie bis sehr oft). Die Auswertung der Diskrepanz zwischen Selbst- und Fremdeinschätzung kann als Indikator für eine eingeschränkte Störungswahrnehmung interpretiert werden.

Differenz zwischen Selbst- und Fremdeinschätzung als Indikator der Störungswahrnehmung

Die *Clinical Assessment Geriatric Scale* (SCAG) (Shader et al., 1974) wurde für die Beurteilung neurobehavioraler Veränderungen bei älteren Menschen entwickelt. 18 Items werden zu folgenden Skalen zusammengefasst:

SCAG-Beurteilung neurobehavioraler Veränderungen geriatrischer Patienten

- Kognitive Störung (Verwirrtheit, herabgesetzte geistige Klarheit, Neugedächtnis, Orientierungsstörungen)
- Affektive Störung (Ängstlichkeit, depressive Verstimmung, Stimmungslabilität)
- Soziales Verhalten (Reizbarkeit, Feindseligkeit, Aufdringlichkeit, Ungeselligkeit)
- Antriebsarmut (fehlende Motivation, Gleichgültigkeit gegenüber der Umgebung, unkooperatives Verhalten, fehlende Selbstständigkeit/Körperpflege)
- Somatische Störungen (Müdigkeit, Appetitlosigkeit, Schwindel)

Jedes Item beschreibt einen Bereich, der 7-stufig beurteilt wird (nicht vorhanden, sehr schwach, schwach, schwach bis mittel, mittel, mittel bis schwer, schwer). Diese Beurteilung erfolgt auf der Basis eines Interviews von etwa 15 bis 30 Minuten Dauer. Einzelne Items beziehen jedoch auch beobachtetes Verhalten außerhalb der Interviewsituation ein. Eine PC-gestützte Version ist im Hogrefe Testsystem HTS erhältlich.

Beispielhaft sollen einige englischsprachige Verfahren vorgestellt werden, da sie in der Literatur häufig verwendet werden. Weitere Verfahren finden sich in Tabelle 2 (S. 43).

Behavioral Rating Inventory of Executive Function - Adult Version (BRIEF-A, Gioia et al., 2000a, b) (eine Kinderversion existiert ebenfalls) ist ein englisch-sprachiges Selbst- und Fremdeinschätzungsverfahren, mit dem auf der Basis von 70 Items ein Index für die „Verhaltensregulation" (mit den Subskalen Inhibition, Shifting/Reaktionswechsel, Emotionale Kontrolle und Selbstmonitoring) sowie ein „Metakognitionsindex" (mit den Subskalen Initiative/Antrieb, Arbeitsgedächtnis, Planung/Organisation, Handlungsüberwachung, Organisation des Materials) errechnet wird. Die Items werden in einem Global Executive Score zusammengefasst. Darüber hinaus wird die Validität der Messung auf Basis von drei Validierungsskalen überprüft. Mit der Skala „Negativität" kann überprüft werden, inwiefern eine auffällig negative Antworttendenz vorliegt. Die Skala „Seltenheit" überprüft, inwiefern Beschwerden angegeben

BRIEF-A erfasst Verhaltensregulation und Metakognitionsindex

werden, die selbst bei schwer betroffenen Patienten höchst selten sind (z. B. „Ich vergesse meinen Namen.“). Schließlich überprüft die Skala „Inkonsistenz“ die Konsistenz des Antwortverhaltens bei Itempaaren mit vergleichbarem Inhalt. Der Test wurde an 1.050 Versuchspersonen im Alter von 18–90 Jahren und verschiedenen klinischen Gruppen evaluiert. Darüber hinaus ist eine Software verfügbar, mit der nicht nur die Testauswertung elektronisch erfolgt, sondern zusätzlich ein interpretierter Befund erstellt werden kann. Dieser Befund soll jedoch laut Testautoren nur dem trainierten Untersucher, aber nicht den Probanden zur Verfügung gestellt werden.

FrSBe häufig verwendetes Inventar zur Fremdeinschätzung von Verhaltensauffälligkeiten

Die *Frontal Systems Behavior Scale* (FrSBe) (Grace & Malloy, 2001) ist ein häufig verwendetes Inventar mit dem im Rahmen der Fremdeinschätzung durch Angehörige typische Verhaltensauffälligkeiten, wie sie mit dem Frontalhirn assoziiert sind, auf einer 5-stufigen Skala (fast nie, selten, manchmal, oft, fast immer) erhoben werden. Auf der Basis von 46 Items werden drei Skalen zusammengefasst, die Verhaltenssyndrome widerspiegeln, welche mit verschiedenen Strukturen des Frontalcortex assoziiert sind:

- exekutive Funktionen: dorsolateraler Präfrontalcortex
- Apathie, Akinesie: mesialer frontaler und anteriorer cingulärer Cortex
- enthemmtes Verhalten, emotionale Ausbrüche: orbitofrontaler Cortex

Im englischen Sprachraum liegt eine gute Normierung für die Altersgruppen 18–39, 40–59 sowie > 60 Jahre vor.

FBI-Skala zur Differenzierung von Alzheimererkrankung und Frontotemporaler Lobärer Degeneration

Das *Frontal Behavior Inventory* (FBI) (Kertesz et al., 1997, deutsche Fassung von Förstl, 2000) enthält 24 Items, die vor allem für die Differenzialdiagnose von Alzheimererkrankung und Frontotemporaler Lobärer Degeneration (FTD) entwickelt wurden. Daher orientieren sich die Items an den Manchester-Kriterien für die Diagnose einer FTD (Brun et al., 1994) und enthalten u. a. auch sprach-orientierte Items wie „Logopenie“ und „Sprechapraxie“. Die Beurteilung erfolgt als Fremdeinschätzung im Rahmen eines Interviews mit dem Angehörigen. Durchführungsdauer wird mit 20–30 Minuten angegeben. Die Items werden jeweils auf einer 4-stufigen Skala (von keine bis schwere Störung) beurteilt. Es wird ein Cut-Off-Score von 30 für das „eindeutige Vorliegen“ einer Frontallappenschädigung (Förstl, 2000) angegeben. Neben kognitiven Symptomen werden auch Apraxie und Inkontinenz erfasst. Der Maximalscore von 72 (24 Items, Schweregrad bis 3) wird nur sehr selten erreicht. Ein Wert von > 40 wird als schwere Verhaltensstörung eingeschätzt, 30 bis 40 als moderate, und ein Wert zwischen 25 und 30 als leichte Störung. Insbesondere ein hoher Score auf der Skala Disinhibition weist nach Angaben des Autors auf eine FTD hin, während die Skala Apathie sowohl bei Patienten mit Depression als auch bei Alzheimererkrankung erhöht ist. Indifferenz, Verlust der Einsichtsfähigkeit, Perseveration, und Verletzen sozialer Regeln (social inappropriateness) zeigten in der Standardisierungsstudie die höchsten Werte in der FTD-Stichprobe.

Diese Übersicht der Fragebögen zeigt, die Unterschiedlichkeit der theoretischen Konzepte und Dimensionen, in denen Verhaltensauffälligkeiten untersucht werden. In Tabelle 1 findet sich eine Zuordnung, der von uns eingeführten Verhaltenscluster zu verschiedenen Items bzw. Skalen der Fragebögen. Da den Autorinnen nicht alle Fragebögen im Original vorlagen, stellt dies nur eine grobe Übersicht dar.

Tabelle 2: Zuordnung der Fragebogen-Subkalen bzw. -Items zu den Verhaltensclustern (Items zur Erfassung kognitiver Veränderungen wurden hier nicht zugeordnet, auch wenn diese z.T. in den Fragebögen erfasst werden.)

Fragebogen	Verletzen sozialer Regeln	Gestörtes Kommunikationsverhalten	Mangelnde Empathie	Apathie	Reduzierte Impulskontrolle
NPI				Apathie/ Gleichgültigkeit	Erregung/ Aggression Enthemmung/ Reizbarkeit Labilität
HPP	Kontrolle des Sozialverhaltens				Handlungskontrolle Affektregulation
DEX	Enthemmung, mangelnde Rücksichtnahme, Unfähigkeit, Reaktionen zu unterdrücken	Störung des abstrakten Denkens	Mangelndes Bewusstsein für soziale Regeln	Apathie	Handeln ohne nachzudenken, Aggression, Perseveration, Unfähigkeit, Reaktionen zu unterdrücken
SCAG	Items aus Skala Sozialverhalten		Items aus Skala Sozialverhalten	Antriebsarmut	Items aus Skala Sozialverhalten
NBRS-R		Sprache	Zielorientiertes Verhalten	Zielorientiertes Verhalten	Emotionale und behaviorale Übererregbarkeit
BRIEF-A				Initiative/ Antrieb	Inhibition

Tabelle 2: Fortsetzung

Fragebogen	Verletzen sozialer Regeln	Gestörtes Kommunikationsverhalten	Mangelnde Empathie	Apathie	Reduzierte Impulskontrolle
FrSBE	Items aus Skala Disinhibition	Skala Apathie (Sprachantrieb)		Apathie	Disinhibition
FBI	Verhält sich sozial unangemessen („inappropriateness"); Witzeln („Excessive jocularity")	Logopenie, Aphasie/Apraxie, Sprachverständnis/Semantik	Indifferenz	Apathie, Aspontanität, Vernachlässigung persönlicher Belange	Perseverationsneigung, pathologisches Sammeln („hoarding"), Impulsivität; Reizbarkeit, Aggressivität; Hyperoralität, Hypersexualität, Utilizing Behavior

Aus der Übersicht wird deutlich, dass Störungen der Impulskontrolle sowie Apathie von allen bekannten Fragebögen erfasst werden, während feinere Untergliederungen von Verhaltensstörungen, wie Auffälligkeiten im Kommunikationsverhalten oder Veränderungen der Empathie, nur in wenigen Verfahren erhoben werden.

Neben den Fragebögen, die unterschiedliche Verhaltensaspekte im Zusammenhang erfassen, gibt es Verfahren, die sich der Erfassung spezifischer Verhaltensauffälligkeiten widmen.

AES – Quantifizierung von Antriebsstörungen

Die *Apathy Evaluation Scale* (AES) (Marin et al., 1991; Deutsche Fassung Lueken et al., 2006) dient der Quantifizierung von Antriebsstörungen. Motivation wird dabei auf den drei von Marin et al. (1991) unterschiedenen Beobachtungsebenen erfragt: beobachtbares Verhalten, kognitive Aktivität (Interesse und Ideen), sowie emotionale Schwingungsfähigkeit. Der Fragebogen umfasst 18 Items und existiert in einer Version für Patienten, Angehörige und andere Fremdbeurteiler (z. B. Therapeuten oder Pflegepersonal). Eingeschätzt wird, wie zutreffend die jeweiligen Aussagen für das Verhalten des Patienten sind (4-stufig: gar nicht, etwas, ziemlich, sehr). Die Durchführungszeit wird mit fünf bis zehn Minuten angegeben. In der Arbeit von Lueken et al. (2006) finden sich Normen zu verschiedenen Patientenstichproben sowie Angaben zu Reliabilität und Validität. In der internationalen Literatur zur Apathieforschung wird die AES standardmäßig eingesetzt.

Das *Apathy Inventory* (Robert et al., 2002) ist ein Instrument, das Apathie und Einsichtsfähigkeit erfasst und vor allem für Geriatrische Patienten (Alzheimer, Parkinsons, Leichte kognitive Störung) entwickelt wurde. Auch hier gibt es drei Versionen, eine für den Patienten, eine für den Angehörigen, sowie eine für eine klinische Fremdeinschätzung. Erfasst werden drei Dimensionen: emotionale Verflachung, Mangel an Initiative sowie Mangel an Interesse. Erfragt werden Veränderungen im Verhalten, entweder seit Auftreten der Erkrankung oder über einen bestimmten Zeitraum. Für die klinische Einschätzung der Apathie wird ein Cut-off-Score für die Angehörigenversion angegeben. Darüber hinaus kann für die Abweichung von Patienten- und Angehörigeneinschätzung ein Cutoff-Score für das Vorliegen einer Anosognosie angegeben.

Apathie-Erfassung bei geriatrischen Patienten

Die *Impulsive Behaviour Scale* (Rochat et al., 2010) (Deutsche Fassung Schmidt et al., 2008) erfasst impulsives Verhalten nach einer Hirnschädigung auf Basis des oben erwähnten UPPS-Modells. Auf einer Skala von 45 Items werden die vier Dimension Urgency, Lack of Premediation, Lack of Preseverance, Sensation Seeking erhoben.

Erfassung von Impulsivität auf Basis des UPPS-Modells

Das *State-Trait-Ärgerausdrucks-Inventar* (STAXI) (Schwenkmezger, Hodapp & Spielberger, 1992) bietet analog zu dem von Spielberg entwickelten Angst-Inventar (STAI) die Möglichkeit, Ärger als Disposition von Ärger in einer konkreten Situation zu unterscheiden. Darüber hinaus bietet die Skala die Möglichkeit, verschiedene Formen des Umgangs mit Ärger (nach innen gerichteter Ärger, nach außen gerichteter Ärger und Ärgerkontrolle) zu unterscheiden.

STAXI – Erfassung von Ärger und Ärgerausdruck

Der *Fragebogen zur Erfassung von Aggressivitätsfaktoren* (FAF, Hampel & Selg, 1975) ermöglicht ebenfalls Aussagen zu verschiedenen Aggressionsbereichen. Hierbei handelt es sich um 1) Spontane Aggressivität, 2) Reaktive Aggressivität, 3) Erregbarkeit (mit den Qualitäten Wut und Ärger), 4) Selbstaggression und 5) Aggressionshemmungen. Die Testwerte der ersten drei Skalen können zu einem Gesamtwert „Aggressivität" zusammengefasst werden. Der FAF enthält außerdem eine Kontrollskala, die die Bereitschaft zur offenen Beantwortung misst. Laut Testhandbuch wurde der FAF zwar eher für die Verwendung bei psychosomatischen und neurotischen Patienten konstruiert, kann jedoch auch zur Erfassung von Ärgerverhalten im Rahmen einer organisch bedingten Verhaltensstörung eingesetzt werden.

FAF – Erfassung von Aggressivität

Die *Overt Aggression Scale – modified for Neurorehabilitation* (OAS-MNR; Alderman, Knight & Morgan, 1997) erlaubt, verschiedene Arten von Aggressivität, ihre Häufigkeit und Intensität zu erfassen. Darüber hinaus können damit die Auslösesituationen und die Reaktion auf mögliche Interventionen dokumentiert werden. Dieses Instrument ist daher für die Verhaltensbeobachtung im Therapieverlauf geeignet.

Overt Aggression Scale – Skala für die Verlaufsbeurteilung aggressiven Verhaltens

Hinweis zum Einsatz von Fragebögen

Werden Fragebögen zur Diagnostik von Persönlichkeits- und Verhaltensstörungen eingesetzt, so sollten diese möglichst in einer Selbst- und Fremdeinschätzung vorliegen. Die Diskrepanz zwischen Selbst- und Fremdeinschätzung stellt eine relevante diagnostische Information dar und kann als Hinweis auf eine eingeschränkte Störungseinsicht interpretiert werden.

4.2.5 Reaktions- und Entscheidungsaufgaben

Über die Selbst- und Fremdeinschätzung hinausgehende standardisierte Verfahren zur Erfassung von Verhaltens- und Persönlichkeitsstörungen z. B. im Rahmen von Reaktions- oder Entscheidungsaufgaben liegen nicht vor. Es gibt jedoch experimentelle Verfahren, die die mentalen Prozesse untersuchen, welche als Ursache von Verhaltensstörungen diskutiert werden (vgl. Kap. 3). Hierzu gehören Verfahren, die soziale Kognitionen und Entscheidungs- bzw. Belohnungsverhalten untersuchen.

Die Erfassung sozialer Kognitionen wurde in der Autismusforschung besonders vorangetrieben. Hier existiert eine Homepage mit einer Reihe von Verfahren (auch in deutscher Übersetzung) als Downloadversion (http://www.autismresearchcentre.com/arc_tests). Aufgrund fehlender Normierung haben die im folgenden vorgestellten Verfahren allerdings bislang eher den Status von Screening-Instrumenten oder können der strukturierten Verhaltensbeobachtung dienen.

Reaktions- und Entscheidungsverfahren als Screening-Instrumente und zur strukturierten Verhaltensbeobachtung; standardisierte psychometrische Verfahren liegen bislang nicht vor

Eine Übersicht über experimentelle Verfahren zur Erfassung von Verhaltensstörungen findet sich in Tabelle 3.

fragend kritisch

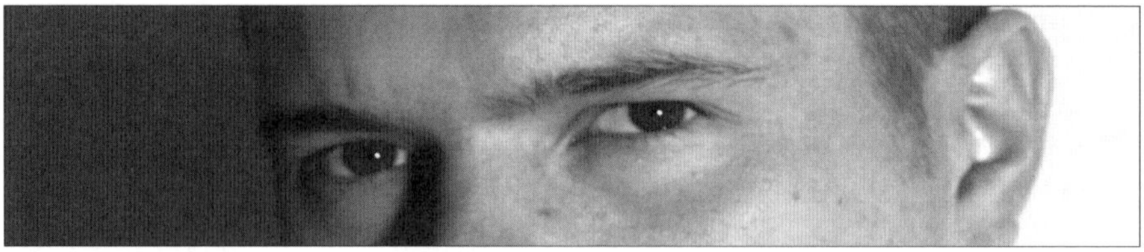

besorgt enttäuscht

Abbildung 15: Nachbildung des Untersuchungsprinzips des Reading the Mind in the Eyes Test. Eine Augenpartie wird mit vier Adjektiven dargeboten, von denen eines ausgewählt werden soll, das den Gemütszustand der Person am besten beschreibt.

Tabelle 3: Experimentelle Verfahren zur Erfassung verhaltensrelevanter Prozesse

Funktion	Test	Autoren	Was wird erfasst?	Bemerkungen
Theory of Mind (ToM)	Animated Triangles	Abell et al. (2000); Klein et al. (2009)	Videosequenzen mit jeweils einem kleinen und einem großen Dreieck werden vorgespielt und die Probanden sollen beschreiben, was sie sehen. Die Beschreibungen werden unter verschiedenen Aspekten (Intentionalität, Angemessenheit der Beschreibung und Länge) beurteilt. Die Videos zeigen entweder keine Beziehung zwischen den Dreiecken (z. B. Schweben), zielgerichtete Bewegungen (z. B. Jagen) oder Situationen, in denen das eine Dreieck emotionale Zustände des anderen mitberücksichtigt (z. B. Verführen), Letztere dienen der Erfassung von ToM.	Beispiel-Items auf der Homepage von Frith https://sites.google.com/site/utafrith/research/animations (Zugriff am 01.09.2017)
Theory of Mind	Reading the Mind in the Eyes	Baron-Cohen et al. (2001). Deutsche Version: Bölte (2005)	Es werden Bilder von Augenpartien mit verschiedenen Gesichtsausdrücken dargeboten. Die Probanden sollen aus einer Auswahl von vier Adjektiven eine Antwort heraussuchen, die zu dem Augenausdruck am besten passt.	Unterscheidung der Adjektive stellt hohe Anforderungen an die semantische Differenzierungsfähigkeit. Ein Cut-off liegt vor. Zugriff als „Eyes test (Adult)" http://www.autismresearchcentre.com/arc_tests (Zugriff vom 01.09.2017)

Tabelle 3: Fortsetzung

Funktion	Test	Autoren	Was wird erfasst?	Bemerkungen
Theory of Mind	Faux Pas Stories	Deutsche Version: Ströbele (2007)	Kurze Geschichten sollen dahingehend beurteilt werden, ob dort jemand etwas Unangemessenes oder Peinliches sagt oder tut.	Material findet sich unter dem Stichwort Faux Pas Test (Adult) unter https://www.autismresearchcentre.com/arc_tests (Zugriff vom 01.09.2017)
Entscheidungsverhalten, Belohnungsaufschub	Iowa Gambling Task (IGT)	Bechara et al. (1994)	Entscheidungsverhalten in einem Gewinnspiel mit nicht bekannten Gewinnregeln.	Verfahren zur Erfassung des Entscheidungsverhaltens.
Entscheidungsprozesse, Belohnungsaufschub	Game of Dice Task (GDT)	Brand et al. (2005)	Entscheidungsverhalten bei explizitem Wissen über Gewinn- und Risikoverhalten.	Die Konfundierung mit impliziten Lernprozessen wie beim IGT wird aufgehoben.
Belohnungslernen	Card Arranging Reward Responsivity Objective Test (CARRO Test)	Al-Adawi et al. (1998)	Beeinflussung des Bearbeitungstempos bei einer Kartensortieraufgabe durch monetäre Belohnung. Das Bearbeitungstempo wird in drei Durchgängen erhoben, die Diskrepanz zwischen Durchgängen ohne (1 und 3) und mit Belohnung (2) dient als Indikator des Belohnungslernens.	Zu berücksichtigen ist allerdings, dass bereits der Übungseffekt zu einer Steigerung des Tempos führen kann und dass die Motivation im dritten Durchgang durch die zuvor aufgebaute Belohnungserwartung beeinflusst sein kann. Hierauf gehen die Autoren allerdings nicht ein.
Erkennung emotionaler Gesichter	Facially Expressed Emotion Labeling (FEEL-Test)	Kessler et al. (2002)	PC-gestützte Darbietung von Gesichtern mit den Emotionen Freude, Trauer, Ärger, Ekel und Überraschung.	Reizdarbietung und Zeitintervall für die Antworten für hirngeschädigte Patienten z.T. sehr kurz.
Erkennen emotionaler Gesichter	Warsaw Set of Emotional Facial Expression Pictures	Olszanowski et al. (2015)	Sammlung von 210 Fotos von 30 Personen mit verschiedenen Gesichtsausdrücken	

Tabelle 3: Fortsetzung

Funktion	Test	Autoren	Was wird erfasst?	Bemerkungen
Erkennen emotionaler Gesichter und Stimmen	Tübinger Affekt Batterie (TAB) deutsche Übersetzung der Florida Affect Battery (FAB)	Breitenstein et al. (1996). Englisches Original: Bowers et al. (1989)	Einschätzung verschiedener Fotos sowie prosodisch modulierter Sätze bezüglich der vier Basisemotionen Freude, Ärger, Trauer und Angst sowie einer neutralen Bedingung.	
Textdiagnostik	„Spaß beiseite" – Diagnostik und Therapiematerial für nicht-aphasische Kommunikationsstörungen	Volkmann et al. (2008)	Vier verschiedene Arten von Texten: 1. Witze, 2. Revisionstexte, 3. kohärent geradlinige Texte und 4. inkohärente Texte. Damit kann sowohl das Verständnis für die in einem Text aufgebauten Situationsmodelle als auch das Verständnis von Kohärenz und Kohäsivität kurzer Texte erfasst werden. Da die Texte sehr kurz sind, ist die Konfundierung mit Gedächtnisstörungen eher gering.	Als Diagnostik und Therapiematerial geeignet.
Kognitive Dysphasien	Aufmerksamkeits- und Gedächtnisdiagnostik (AGD)	Heidler (2006)	Kognitives Screening zur Differenzierung von aphasischen und nicht-aphasischen Kommunikationsstörungen (sog. Kognitiven Dysphasien). Neben kognitiven Tests (Orientierung, Informationsverarbeitungsgeschwindigkeit, Aufmerksamkeitsbelastung und visueller Rekognition) werden als sprachliche Leistungen die formal-lexikalische und semantische Wortgenerierung, sowie die Reproduktion eines narrativen Textes eingeschätzt.	Instrument aus der Linguistik. Eher kognitives Screening als genaue Beschreibung der sprachlichen Besonderheiten.

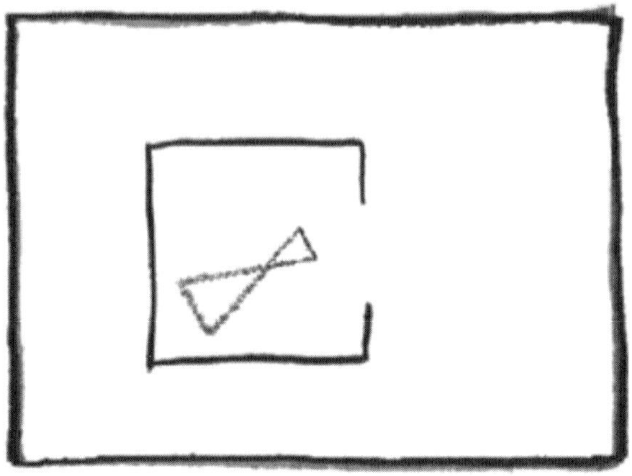

Abbildung 16: Item aus den Videosequenzen „Animierte Dreiecke“ (Klein et al., 2009)

> Ina zu ihrer Freundin Valerie: „Du kannst dir ja gar nicht vorstellen, wie Arno mein Leben verändert hat.“ Valerie: „Tja, diese großen Hunde brauchen halt jeden Tag enorm viel Auslauf.“

Abbildung 17: Beispiel für einen Faux-Pas-Text (Volkmann et al., 2008, S. 18)

4.3 Neuropsychologische Begutachtung

Für die Begutachtung ist eine Fremdeinschätzung unabdingbar

Die Begutachtung von Persönlichkeits- und Verhaltensstörungen ist u. a. deshalb schwierig, weil sie in der Untersuchungssituation schwer beobachtbar und Selbsteinschätzungen mithilfe von Fragebögen kaum überprüfbar sind, während standardisierte Verhaltenstests fehlen. Aus diesem Grund sollte der Gutachter sich beim Auftraggeber und beim Patienten stets die Erlaubnis einholen, eine Fremdeinschätzung z. B. der Familie oder des Arbeitgebers einzuholen. Die Validität der Selbsteinschätzung kann in der Gutachtenssituation in zweierlei Richtungen verzerrt sein. Da Verhaltensstörungen häufig mit einer mangelnden Krankheitseinsicht einhergehen, findet man häufig eine Dissimulation, d. h. die Patienten schildern weniger und geringer ausgeprägte Probleme. Andererseits gilt für Patienten wie für Angehörige, dass das Ergebnis des Gutachtens für sie mit einer finanziellen Entschädigung durch die Versicherung verbunden ist, was zu einer Verdeutlichungstendenz führen kann. Die Angaben von Patienten und Angehörigen müssen daher im Gutachten entsprechend auf Validität geprüft werden (z. B. hinsichtlich der Konsistenz verschiedener Informationsquellen) (vgl. auch den Band „Beschwerdevalidierung“ in der Reihe Fortschritte der Neuropsychologie von Merten, 2014).

Allgemeine Aspekte der neuropsychologischen Begutachtung sind in den Leitlinien der Gesellschaft für Neuropsychologie (Neumann-Zielke et al., 2015) ausgeführt. Die Deutsche Gesellschaft für Neurowissenschaftliche Begutachtung e.V. (DGNB) stellt auf ihrer Homepage (http://www.anb-ev.de/) eine Reihe von Beiträgen zur Verfügung, die zu konkreten Gutachtensfragen Anregungen und Hilfestellungen geben (z.B. Thöne-Otto, 2007; Wallesch, 2009; Wurzer, 2009).

Hinweise zur Begutachtung bei verschiedenen Fachgesellschaften

Eine besondere Schwierigkeit stellt die Quantifizierung der Minderung der Erwerbsfähigkeit (Gesetzliche Unfallversicherung, Rentenversicherung) bzw. des Invaliditätsgrades (Private Unfallversicherung) dar. In den gebräuchlichen Handbüchern werden in der Regel „Hirnschädigungen mit organisch-psychischen Störungen" in leicht, mittel und schwer eingeteilt, denen dann entsprechende Werte zugewiesen werden (vgl. z.B. Hartje, 2004; Widder & Gaidzik, 2018). Da diese Einschätzung jedoch auf eher unscharfen Kriterien basiert, hat Wallesch (2009) einen Vorschlag zur Operationalisierung gemacht (vgl. Tab. 4) und die jeweiligen Prozentwerte nach Widder und Gaidzik (2011) zugewiesen.

Tabelle 4: Operationalisierung des Schweregrades einer organisch-psychischen Störung

Schweregrad	Operationalisierung von Wallesch (2009)	Gesetzliche Unfallversicherung MdE %	Soziales Entscheidungsrecht GdB/MdE %
leicht	psychopathologisch bemerkbar, nur in Ausnahmesituationen beeinträchtigend	10–20	0–30
mittelgradig	im Alltag beeinträchtigend, meist kompensierbar	30–50	50–60
schwer	ständig beeinträchtigend und Rücksichtnahme der Umgebung erfordernd, andere werden anhaltend belastet.	60–100	70–100

Bei der Bewertung des Schweregrades sollte berücksichtigt werden, dass

- bereits geringgradig ausgeprägte Verhaltensstörungen funktionell relevante Auswirkungen auf die soziale und berufliche Reintegrationsfähigkeit haben, und
- die Verhaltensstörungen die funktionelle Relevanz der vorhandenen kognitiven Störungen verschärfen können, da sie die Kompensationsmöglichkeiten des Patienten einschränken.

Funktionelle Relevanz der Störung ist entscheidendes Kriterium für die Einschätzung des Schweregrades

Da die Private Unfallversicherung (PUV) in der Regel nur die Verletzungsfolgen entschädigt, die zu Einschränkungen der körperlichen und geistigen Leistungsfähigkeit führen, nicht aber psychische Unfallfolgen, ist es in diesen Gutachten besonders wichtig, die organische Verursachung der Verhaltens- und Wesensänderungen zu belegen bzw. wissenschaftlich zu begründen. Auf die Schwierigkeit der differenzialdiagnostischen Abgrenzung von psychoreaktiven Unfallfolgen wird im Kapitel Differenzialdiagnose eingegangen.

Zusammenfassung Begutachtung

Da Persönlichkeits- und Verhaltensstörungen in der Begutachtungssituation schwer beobachtbar und die zur Verfügung stehenden Untersuchungsinstrumente als „soft data" einzuschätzen sind, sollte die Begutachtung stets verschiedene Informationsquellen und Möglichkeiten der Verhaltensbeobachtung in unstrukturierten Situationen nutzen.

Einschränkung der Geschäftsfähigkeit, wenn der Patient mit seinen Entscheidungen sich selbst oder den Angehörigen schadet

Betreuung und Geschäftsfähigkeit. Persönlichkeits- und Verhaltensstörungen können eine Geschäftsunfähigkeit des Patienten nach sich ziehen und eine Betreuung erforderlich machen, insbesondere wenn eine eingeschränkte Krankheitswahrnehmung gegeben ist (z. B. wenn das Risiko besteht, dass der Patient erhebliche Schulden macht). Juristisch kann eine Betreuung erforderlich werden, wenn „Krankheiten vorliegen, die die Fähigkeit des Betroffenen, freie Entscheidungen zu treffen, erheblich einschränken. Frei sind Entscheidungen, denen vernünftige Erwägungen zugrunde gelegt werden konnten. Das kann auf einer erheblichen Beeinträchtigung der Erkenntnisfähigkeit, der Fähigkeit zur Willensbildung oder zur Willensbetätigung beruhen" (§ 1896 BGB). Stellt der Richter infrage, dass der Patient eine freie Willensentscheidung treffen kann, also seinen Entscheidungen vernünftige Erwägungen zugrunde legen kann, so ist auch die Einrichtung einer Betreuung gegen den Willen des Betroffenen möglich. Dies bedarf jedoch einer besonderen Begründung. Des Weiteren ist zu berücksichtigen, dass auch die Frage, ob angesichts einer kognitiven Störung oder Aphasie die Einrichtung einer Betreuung erforderlich ist, häufig vom Ausmaß der Verhaltensstörung abhängt. Liegt eine ausreichende Krankheitseinsicht vor und kann der Patient sein Verhalten ausreichend planen und kontrollieren, sich also auch bei Bedarf Unterstützung suchen, reicht oft die Einrichtung einer Vorsorgevollmacht.

Verhaltensstörungen können zu verminderter Schuldfähigkeit führen

Schuldfähigkeit. „Ohne Schuld handelt, wer bei Begehung der Tat wegen einer krankhaften seelischen Störung, wegen einer tiefgreifenden Bewusstseinsstörung oder wegen Schwachsinn oder einer schweren anderen seelischen Abartigkeit unfähig ist, das Unrecht der Tat einzusehen oder nach dieser Einsicht zu handeln" (§ 20 StGB). Ist diese Fähigkeit erheblich gemindert, so kann die Strafe nach § 49 Abs. 1 gemildert werden (§ 21 StGB). Zu beurteilen ist der psychopathologische Status zum Tatzeitpunkt. Dieser muss – zusammen mit der Ausführung der funktionellen Relevanz bzw. mit Hinsicht auf die Einsichts- und Steuerungsfähigkeit – im Gutachten differenziert dargelegt und erörtert werden. Ist die Impulskontrolle soweit beeinträchtigt, dass Strafhandlungen nicht ausgeschlossen werden können, so muss der Patient ggf. zum Schutz vor Selbst- und Fremdgefährdung in Gewahrsam genommen werden bzw. in einer psychiatrischen Klinik untergebracht werden.

4.4 Differenzialdiagnose

Da Verhaltensstörungen bei fast allen psychischen Störungen auftreten, kann die differenzial-diagnostische Unterscheidung im Einzelfall schwierig sein. Darüber hinaus können organische und psychoreaktive Veränderungen gleichzeitig auftreten und sich dann insbesondere in einem ungünstigen psychosozialen Umfeld potenzieren (vgl. Abb. 7, S. 19).

4.4.1 Organisch bedingte Verhaltensstörung versus Anpassungsstörung

Wie in Kapitel 3 ausgeführt, sind Verhaltensstörungen nach Hirnschädigung in der Regel multifaktoriell bedingt. Dennoch wird in Gutachtensaufträgen etwa für die Private Unfallversicherung häufig gefordert, die organischen Ursachen einer Störung von möglichen reaktiven Folgen zu differenzieren, um damit auch die kausale Verursachung z. B. durch den Unfall zu begründen. Auch wenn es sich bei Verhaltensstörungen nach Hirnschädigung in aller Regel um eine Interaktion zwischen hirnorganischen Veränderungen von Kognition, Erleben und Verhalten auf der einen und psychischen Anpassungsprozessen auf der anderen Seite handelt, ist im Gutachten der Anteil der organischen Verursachung zu beurteilen. Für die Differenzialdiagnose im therapeutischen Kontext gilt es, die verschiedenen Bedingungsfaktoren zu analysieren und in die Auswahl der Therapiestrategien einzubeziehen (s. Kap. Therapie).

Für die Begutachtung von Unfallfolgen ist die kausale Verursachung durch den Unfall relevant

Als Beispiel sei eine erhöhte Reizbarkeit genannt, die sowohl als Folge einer Impulskontrollstörung als auch im Kontext eines verminderten Selbstwertgefühls oder einer Depression auftreten kann. Sie wird bei Patienten mit leichtem Schädelhirntrauma häufig beschrieben und gehört zu den häufigen Symptomen des „postkontusionellen Syndroms“, gleichzeitig gelingt es bei diesen Patienten nicht, im MRT strukturelle Läsionen nachzuweisen. Dennoch werden mögliche organische Langzeitfolgen leichter Schädelhirntraumen in der neueren Literatur sehr kontrovers diskutiert (z. B. Gavett et al., 2011). Mithilfe neuerer Untersuchungsmethoden lassen sich hirnorganische Veränderungen zunehmend besser nachweisen. So fanden Gavett et al. (2011) bei Patienten mit wiederholten Mikrotraumen beim Sport (z. B. Boxer, Football-Spieler) eine zerebrale Atrophie, Veränderungen in den Mammilarkörpern, sowie Veränderungen der Tau Proteine (z. B. neurofibrilläre Tangles). Diese spezifischen neuropathologischen Veränderungen werden in Zukunft auch in der klinischen Diagnostik stärker Berücksichtigung finden müssen. Dennoch sind ungünstige Anpassungsprozesse als wichtige Ursache nicht zu unterschätzen. So ist die erhöhte Reizbarkeit ein wichtiges diagnostisches Kriterium bei der Anpassungsstörung mit vorwiegender Störung des Sozialverhaltens (F43.24) und kann auch, insbesondere bei männlichen Patienten Merkmal einer Depression sein. Beim Vorliegen einer Anpassungsstörung und dem gleichzeitigen Hinweis auf eine Hirnverletzung in der Anamnese (z. B. mit Bewusstlosigkeit) ist eine organische (Mit-)Verursachung nicht ausgeschlossen, selbst wenn sich kein Nachweis struktureller Läsionen oder einer diffusen axonalen Schädigung im MRT finden lässt (Scheid et al., 2006). Am ehesten sollte von einem organisch-psychischen Mischbild ausgegangen werden und dies bei der Behandlungsplanung Berücksichtigung finden.

Verhaltensstörungen auch ohne nachweisbare Läsion

Organische (Mit-)Verursachung von Anpassungsstörungen

4.4.2 Apathie versus Depression

Antriebsminderung und Interessenverlust sind wesentliches Kennzeichen der Depression, können jedoch auch unabhängig von einer depressiven Symptomatik bei hirnorganischen Veränderungen, sowie als Frühsymptom einer demenziellen Entwicklung auftreten. Die beiden Störungsbilder überlappen sich hinsichtlich der Beschwerden wie Interessensverlust, Anhedonie und verminderte Aktivität (Njomboro & Deb, 2012). Auch findet sich eine enge Korrelation zwischen depressiven Symptomen im Beck-Depressions-Inventar (BDI-II) und der Selbsteinschätzung der Apathy Evaluation Scale (AES, Marin et al., 1991).

Sich überlappende Beschwerden bei Apathie und Depression

Tabelle 5: Differenzialdiagnostische Kriterien Apathie versus Depression

	Apathie	Depression
Emotion	emotionale Indifferenz, Verflachung emotionaler Reaktionen, Stimmung gleichbleibend neutral bis gehoben, eventuell Impulsivität und Aggressivität	Niedergeschlagenheit, Traurigkeit, Lustlosigkeit, geringe Reagibilität auf freudige Ereignisse
Mimik	ausdrucksarm, stumpf	Ausdruck von Trauer, leidend
Empathie	keine Empathie, unempfindsam gegenüber Belastung von Angehörigen, mangelnde soziale Wahrnehmung	meist große Empathie verknüpft mit Schuldgefühlen gegenüber Angehörigen und Pflegepersonal

Tabelle 5: Fortsetzung

	Apathie	Depression
Kognition	Ideenmangel, Interesselosigkeit, Selbstüberschätzung, Antworttendenz zu sozialer Erwünschtheit	hohe Selbstkritik und Selbstabwertung, Hoffnungslosigkeit, reduzierte kognitive Flexibilität, negative und pessimistische Zukunftsgedanken, Suizidgedanken
Verhalten	Initiierungsprobleme, reduziertes Verhaltensrepertoire, wenig zielgerichtetes Verhalten, Fehlen von Anstrengungsbereitschaft, Verhalten versiegt beim Auftreten von Handlungsbarrieren, im Verhalten lenkbar (Plazidität), eventuell vermehrtes Essen (gieriges Essen), Substanzmissbrauch (v.a. Rauchen)	selbstgefährdendes oder suizidales Verhalten, hilfesuchendes und abhängiges Verhalten, Ruhelosigkeit, Substanzmissbrauch
Äußeres Erscheinungsbild	Vernachlässigung von Aussehen und Hygiene	Vernachlässigung des Aussehens
Leidensdruck	gering, kaum Empfinden oder Klagen über geringen Antrieb	hoch
Vegetative Symptome	kaum somatische Beschwerden, hohes Schlafbedürfnis; keine wesentliche Circadianik, eventuell Hyperphagie, dadurch Gewichtszunahme	meistens gestörter Schlaf (morgendliches Früherwachen, Durchschlafstörung mit nächtlicher Grübelneigung), Appetitverlust, Gewichtsverlust, vielfältige somatische Beschwerden; Circadianik (Morgentief)
Krankheitseinsicht	fehlend oder oberflächlich	vorhanden, häufig Überbewertung der Defizite
Therapiemotivation	meistens keine Angabe von Therapiezielen, eventuell unrealistische Ziele aufgrund der Selbstüberschätzung, Therapiemotivation gering	Therapiemotivation meist hoch mit dem Ziel einer Depressionsreduzierung
Sprache, Sprechen	Sprachantrieb reduziert, reaktiver Kommunikationsstil, syntaktisch und semantisch verarmte Sprache, wenig Blickkontakt	Sprachantrieb reduziert, leises Sprechen, wenig Blickkontakt, manchmal auch klagsam

4.5 Von der Diagnostik zur Therapie

Für die Ableitung der Therapieziele aus der Diagnostik sind folgende Punkte zu berücksichtigen:

1. Begrenzung der Therapieziele
2. Hierarchisierung der Ziele unter Berücksichtigung der Belastung von Patient und Angehörigen
3. Berücksichtigung der kognitiven Defizite
4. Planung einer ausreichenden Anzahl von Therapiesitzungen
5. Bei Bedarf Einbezug anderer therapeutischer Disziplinen

Hilfen zur Prioritätensetzung der Therapieziele

Um zu einer Prioritätensetzung zu kommen, sollten folgende Fragen berücksichtigt werden:

- Welche Probleme sind für den Patienten am wichtigsten? Stimmt diese Priorität mit der Einschätzung anderer Personen überein? Welche Verhaltensstörungen beeinträchtigen andere therapeutische Maßnahmen?
- Welche Probleme haben aufgrund aktueller Rahmenbedingungen Priorität?
- Wo sind Erfolge am wahrscheinlichsten (Therapieerfolge stärken die Therapiemotivation und das Vertrauen in die Therapie)?

SMART-Kriterien: spezifisch messbar akzeptiert realistisch terminiert

Definition und Operationalisierung der Therapieziele. Eine individualisierte operationale Definition der Therapieziele wirkt motivierend und ermöglicht es sowohl dem Patienten als auch dem Therapeuten, den Therapiefortschritt zu erkennen. Günstig sind Therapieziele, die die sogenannten SMART-Kriterien erfüllen: SMART steht für **s**pezifisch, **m**essbar, **a**kzeptiert, **r**ealistisch und **t**erminiert. Terminiert bedeutet hier, dass der Zeitpunkt der Zielüberprüfung festgelegt wird.

Bei einer Patientin mit Apathie, die über fehlende Kontakte zu Gleichaltrigen klagt, könnte z. B. das eher allgemeine Ziel „mehr Kontakt zu Freunden“ wie folgt operationalisiert werden: „Mindestens einmal in der Woche telefoniere ich mit einer Freundin oder Bekannten“.

Das Ziel ist

S	spezifisch – mit einer Freundin telefonieren
M	messbar – mindestens einmal wöchentlich
A	akzeptiert – die Patientin möchte Kontakt zu ihren Freunden
R	realistisch – ein wöchentliches Telefonat ist durchführbar
T	terminiert – nach 4 Wochen wird die Zielerreichung in der Therapiesitzung überprüft

5 Therapie – Methoden und ihre Wirkungsweise

Im Folgenden werden neuropsychologisch-verhaltenstherapeutische Therapieverfahren vorgestellt, die bei der Behandlung von Verhaltensstörungen zum Einsatz kommen. Pharmakologische Behandlungsansätze sind für diese Patientengruppe kaum systematisch untersucht und werden daher nicht vorgestellt. Eine Übersicht über die pharmakologische Behandlung einzelner Verhaltenssymptome und Symptomkomplexe bei Demenzen finden sich in der S3-Leitlinie der Deutschen Gesellschaft für Neurologie (Deuschl & Maier, 2016), Anregungen zur Pharmakologie von Verhaltensstörungen bei Plantier et al. (2016), und spezifisch für Impulskontrollstörungen bei Pattij und Vanderschureh (2008).

Arbeitsmaterialien und Rahmenbedingungen

Um organische Verhaltensstörungen effektiv behandeln zu können, sollten folgende Rahmenbedingungen gegeben sein:

Ausstattung des Therapieraumes:
- Tafel oder Flip-Chart
- Video-Kamera mit Abspielmöglichkeit
- PC für die Erstellung von Therapiematerialien

Rahmenbedingungen im stationären Setting (Alderman & Wood, 2013):
- Selbstverständnis der Institution, dass Therapie von organischen Verhaltensstörungen Aufgabe der neurologischen Rehabilitation/neuropsychologischen Therapie und kein Fall für die Psychiatrie ist.
- interdisziplinäres Team mit interdisziplinären Kommunikationsstrukturen (Fallbesprechungen); jedes Teammitglied fühlt sich für die Erreichung der vereinbarten Verhaltensziele mitverantwortlich.
- Einbezug des Umfelds als Co-Therapeuten.
- Die Behandlung ist nicht auf einzelne Sitzungen begrenzt, sondern das gesamte Team trägt auch außerhalb der jeweiligen Therapiesitzung dazu bei, dass das gelernte Verhalten im Stationsalltag erprobt und eingeübt wird.

Enge Abstimmung und Zusammenarbeit im Team

Rahmenbedingungen im ambulanten Setting:
- ausreichende vom Kostenträger bewilligte Anzahl an Therapiestunden
- gegebenenfalls vom Kostenträger bewilligte Doppelstunden und Fahrtkosten für ein Verhaltenstraining außerhalb der Praxis
- Bereitschaft des Neuropsychologen, auch außerhalb der Therapiestunden Zeit zu investieren (z. B. für Telefonkontakte mit Institutionen, Angehörigen)

Transfer in den Alltag setzt Kooperationspartner voraus

Bedingungen für einen Transfer in den Alltag:

- Erreichbarkeit und Kooperationsbereitschaft von Angehörigen
- Kooperation mit den weiterbehandelnden bzw. mitbetreuenden Einrichtungen

Allgemeine therapeutische Prinzipien

Überblicksarbeiten über die verhaltenstherapeutische Behandlung von Verhaltensstörungen nach Hirnschädigungen finden sich u.a. bei Wiart et al. (2016), Alderman und Wood (2013), Judd & Wilson (1999), Ponsford, Sloan und Snow (2012), Prigatano (2004) sowie Wood und McMillan (2013).

Therapieverfahren der Wahl ist Verhaltenstherapie

Verhaltenstherapie ist für hirngeschädigte Patienten das Therapieverfahren der Wahl, da sie strukturiert, zielorientiert, transparent ist und im „Hier und Jetzt" ansetzt. Sie basiert auf den Grundlagen der Lerntheorie, nach denen die Wahrscheinlichkeit, dass ein Verhalten erneut auftritt, abhängig davon ist, 1) ob es (positiv oder negativ) belohnt wurde oder nicht, 2) ob eine erwartete Belohnung ausgeblieben ist (Löschung) und 3) ob das Verhalten in irgendeiner Weise bestraft wurde (Bestrafung). Für die verhaltenstherapeutische Arbeit mit hirngeschädigten Patienten ist es unabdingbar, die *neurokognitiven Einschränkungen* der Patienten zu berücksichtigen, ihre Relevanz für die Verhaltensstörung zu verstehen und diese in das therapeutische Vorgehen einzubeziehen.

Besonderheiten der Therapie bei Menschen mit Hirnschädigung

Neben dem Aufbau einer tragfähigen Beziehung, die die Grundlage jeder Psychotherapie darstellt, sind in der Arbeit mit Patienten nach Hirnschädigung einige Besonderheiten zu beachten:

- wertschätzender Umgang des gesamten Behandlungsteams mit den Patienten (da diese oft aufgrund häufiger Misserfolge ein niedriges Selbstwertgefühl haben)
- Bereitschaft des Neuropsychologen zu Konfrontation und Strukturierung des Patienten bei gleichzeitiger Wertschätzung und Empathie
- Anleitung des interdisziplinären Teams durch den Neuropsychologen
- Zusammenarbeit des gesamten interdisziplinären Teams (Ein kontingentes Verhalten im therapeutischen Team zu erreichen ist quasi die „Lebensaufgabe" des Teams, d.h. permanente Fortbildung anderer Berufsgruppen ist notwendig.)
- Jedes Teammitglied muss über das Verhaltensziel informiert sein.
- Reizbarkeit, aggressives Verhalten nicht persönlich nehmen
- viel Geduld aufbringen (Patienten lernen in der Regel nur langsam)
- Schwierigkeitsgrad der neuropsychologischen Interventionen dem kognitiven Leistungsbild des Patienten anpassen
- Wiederholen, Redundanz, gestuftes Vorgehen, Aufgabenvereinfachung und schriftliche Notizen
- Gesprächsführung so anlegen, dass der Patient selber wichtige Erkenntnisse benennt und der Neuropsychologe diese nicht „vorbetet"

- Neuropsychologe sollte Spaß am Unbekannten haben. Es gibt wenig Patentrezepte, jeder Patient ist anders und einzigartig, eine individuelle Anpassung von Interventionen ist häufig erforderlich.

Viele Patienten mit Verhaltensstörungen zeigen mehrere störende Verhaltensweisen. Wenn gleichzeitig an mehreren problematischen Verhaltensweisen gearbeitet wird, werden Patienten überfordert. Deshalb sollte zunächst nur *eine* (maximal zwei) Verhaltensweisen festgelegt werden, die modifiziert werden sollen.

Anzahl der Therapieziele begrenzen

Beginnen sollte man mit dem Verhalten, das das größte soziale Handicap für den Patienten darstellt und/oder bei dem am schnellsten therapeutische Erfolge zu erwarten sind.

Seitens der Angehörigen oder des Therapeutenteams besteht oft der Wunsch, auch an anderen Verhaltenszielen zu arbeiten. Es ist die Aufgabe des Neuropsychologen, die Notwendigkeit einer sukzessiven Vorgehensweise zu erklären und diese auch einzuhalten, um den Patienten vor Misserfolgen und Überforderung zu schützen.

Wenn der Patient kognitiv und motivational dazu in der Lage ist, werden die Therapieziele mit ihm möglichst konkret festgelegt (vgl. Kap. 4.5 SMART-Ziele). Bei Patienten mit mangelnder Störungseinsicht muss Änderungsmotivation erst erarbeitet werden. Dies gelingt, wenn eine Situation aus der

Bei fehlender Störungseinsicht ist Aufbau von Änderungsmotivation wichtiges Ziel

Tabelle 6: Festlegen der Therapieziele am Beispiel eines Patienten mit Logorrhoe

Ablauf	Ziel	Beispiel
1. Schritt	Dem Patienten *Verständnis entgegenbringen*, dass die kurzfristig positiven Konsequenzen sein Verhalten steuern	Patient redet immer weiter, selbst wenn er wahrnimmt, dass der Gesprächspartner nicht mehr zuhören mag. Ihm ist wichtig, alles gesagt und nichts vergessen zu haben. Er ist erleichtert, nichts vergessen zu haben.
2. Schritt	Aufzeigen, dass es *langfristig negative Konsequenzen* gibt, die der Patient bislang nicht erkannt hat	Folge ist, dass Mitmenschen ihm aus dem Weg gehen, nicht mehr mit ihm reden wollen, ihn unhöflich finden. Genau dies möchte der Patient nicht bewirken.
3. Schritt	Das eigentliche *Ziel* des Patienten ermitteln	Patient möchte positiv ankommen, Freunde und Bekannte haben, mit denen er sich unterhalten kann.
4. Schritt	*Therapieauftrag* einholen: Patienten dabei helfen, das hinderliche Verhalten abzubauen und ein förderliches Verhalten aufzubauen	In der Therapie wird daran gearbeitet, die Kontaktaufnahme des Patienten zu anderen zu verbessern, indem er seinen Rededrang kontrolliert.

jüngsten Vergangenheit gemeinsam analysiert wird, in der das Problemverhalten aufgetreten ist. Der Schwerpunkt liegt auf dem Erarbeiten der Konsequenzen des Verhaltens: Die kurzfristig positiven Konsequenzen erklären, warum der Patient dieses Verhalten zeigt; die langfristigen Konsequenzen sind in der Regel aversiv (Rückzug von Mitmenschen, Isolation). Durch diese einfache Gegenüberstellung kann Veränderungsmotivation aufgebaut werden.

Auswahl der Therapiemethoden

Nach der Festlegung des Problemverhaltens und der Therapieziele werden geeignete Interventionsmethoden ausgewählt.

Verhaltensanalyse – Grundlage der Therapieplanung

Dazu wird zunächst eine Verhaltensanalyse erstellt (s. Kap. 4.2.2). Die Verhaltensanalyse bringt das Problemverhalten in eine Verhaltensgleichung (SORCK) (Kanfer et al., 2012). Soll das Problemverhalten geändert werden, müssen die Faktoren in der Verhaltensgleichung geändert werden. Hieraus ergeben sich folgende Überlegungen bei der Auswahl der Therapiemethode:

1. Können die auslösenden Stimuli (S) verändert werden? Diese Therapiemethoden gehören in die Rubrik „Stimuluskontrolle“.
2. Können die kurzfristigen Konsequenzen (C) geändert werden? Diese Methoden gehören in die Rubrik „Kontingenzmanagement“.
3. Können die Kognitionen (O) und das Verhalten (R) geändert werden? Diese Methoden gehören in die Rubrik „Selbstmanagement“.

Bei Patienten mit schweren kognitiven Störungen: Stimuluskontrolle und Kontingenzmanagement

Bei der Auswahl der Therapiemethoden müssen zusätzlich die neurokognitiven und motivationalen Voraussetzungen des Patienten berücksichtigt und in die Therapie einbezogen werden. Methoden zur Stimuluskontrolle und des Kontingenzmanagements können ohne Kooperation des Patienten eingesetzt werden, wohingegen Verfahren zum Selbstmanagement hohe Anforderungen an Selbstreflexion, kognitive Flexibilität und Motivation stellen.

Außerdem müssen für die Auswahl der Therapiemethode die Rahmenbedingungen berücksichtigt werden, innerhalb derer die Therapie stattfinden soll.

Methoden zur *Stimuluskontrolle* sind schnell einsetzbar und bewirken sofortige Veränderung. Jedoch wirken sie nur dort, wo sie eingesetzt werden (z. B. in der Klinik, nicht aber im häuslichen Umfeld), d. h. es ergibt sich keine Generalisierung und kein Transfer in den Alltag. Für den Transfer in den häuslichen Alltag muss eine entsprechende Anleitung der Angehörigen erfolgen.

Methoden zum *Kontingenzmanagement* sind ebenfalls schnell einsetzbar und (mittel-)schnell wirksam. Andauernde Wirksamkeit und Transfereffekte zeigen sich aber nur, wenn sie konsequent und situationsübergreifend eingesetzt werden, was eine intensive interdisziplinäre Absprache im Team und Einbeziehung von Angehörigen voraussetzt.

Selbstmanagement setzt Fähigkeit zur Selbstreflexion voraus

Methoden des Selbstmanagements benötigen mehr Zeit und bedeuten intensive psychotherapeutische Arbeit.

5.1 Therapiemethoden

Im Folgenden wird nur auf solche Methoden eingegangen, die sich als erfolgversprechend mit hirngeschädigten Patienten erwiesen haben. Übersichten über verhaltenstherapeutische Methoden und Einzelverfahren finden sich bei Margraf und Schneider (2009) oder Linden und Hautzinger (2015).

5.1.1 Stimuluskontrolle

Stimuluskontrolle bedeutet, den auslösenden (antezedenten) Stimulus zu kontrollieren, d.h. so zu verändern, dass er nicht mehr auslösend wirkt (antezedente Kontrolle).

Veränderungen von Auslösesituationen

Methoden zur Stimuluskontrolle werden im therapeutischen Alltag schnell übergangen, da mit ihnen scheinbar nicht das Problemverhalten selbst verändert wird. Gerade bei schweren Verhaltensstörungen, die immer beim gleichen auslösenden Stimulus auftreten, oder bei Patienten, die vermutlich immer betreut in Institutionen leben werden, sind Methoden zur Stimuluskontrolle jedoch die erste Wahl.

Es lohnt sich immer zu überlegen, ob eine Veränderung oder Entfernung des auslösenden Stimulus möglich ist.

Cueing. Cues sind Hinweisreize, die helfen, eine bestimmte Reaktion auszulösen. Sie können unterschiedliche Modalitäten (auditiv, visuell, taktil) haben und unterschiedlich spezifisch sein:

- Unspezifischer verbaler Cue: „War da noch etwas?“
- Spezifischer verbaler Cue: „Beachten Sie bitte Ihre Strichliste. Sie wollten bei jedem ‚ins Wort fallen‘ einen Strich machen.“
- Taktiler Cue: eine Extremität berühren, mit der etwas gemacht werden soll
- Mechanischer Cue: Wecker, Handy oder elektronische Organizer

5.1.2 Kontingenzmanagement

Methoden des Verhaltensaufbaus

Positive Verstärkung. Ein positiver Verstärker, der einem bestimmten Verhalten folgt, erhöht die Auftretenswahrscheinlichkeit dieses Verhaltens. Wichtige positive Verstärker sind Feedback wie Anerkennung und Lob. Bei hirngeschädigten Patienten muss besonders sorgfältig nach wirksamen positiven Verstärkern gesucht werden, da sie aufgrund der Erkrankungsfolgen viele Tätigkeiten mit Verstärkerwert nicht mehr ausführen können (z.B. Sport, Lesen). Hilfreich hierbei kann eine Befragung der Angehörigen sein. Alternativ kann der Patient anhand einer Liste angenehme Aktivitäten oder für ihn positive

Situationen benennen (z. B. Hautzinger, 2003), um somit potenzielle Verstärker zu identifizieren. Aufmerksamkeit und Zuwendung sollten als hoch wirksame Verstärker nicht unterschätzt werden. Ebenso haben Geld und Vergünstigungen einen hohen Verstärkerwert und sind vor allem bei schwer beeinträchtigten Patienten – wenn keine anderen Verstärker Wirkung zeigen – einsetzbar.

Positive Verstärker mithilfe von Patient und Angehörigen identifizieren

Shaping. Shaping (Formung) bedeutet, dass kleinste Schritte in Richtung eines festgelegten Zielverhaltens positiv verstärkt werden, um so ein gewünschtes Verhalten zu „formen".

Beispiel: Ein Patient mit einer Impulskontrollstörung soll lernen, beim Anstieg seiner Anspannung bzw. bei Erregung die Situation zu verlassen. Er wird positiv verstärkt dafür, dass er einen Erregungsanstieg wahrnimmt oder sich Richtung Türe wendet oder eine beruhigende Selbstinstruktion anwendet („Es ist doch nicht so schlimm"). Wichtig ist, dass jeder Ansatz von Verhaltensweisen, die in Richtung des Zielverhaltens geht (Selbstberuhigung, Zimmer verlassen), positiv verstärkt wird.

Chaining. Beim Chaining (Verkettung) werden komplexe Handlungen erlernt, indem sie in Teilschritte (eine Handlungskette) unterteilt werden. Diese Teilschritte können einzeln trainiert und dann verkettet werden. Die Teilschritte, die aktuell nicht trainiert werden, werden vom Therapeuten übernommen oder der Patient wird in der Handlung geführt. Damit sich die Verhaltenskette als Routine einspielen kann, ist es im Klinikalltag wichtig, dass alle Betreuungspersonen (z. B. wechselnde Pflegekräfte) beim Einüben eines neuen Verhaltens durch Shaping oder Chaining nach derselben Handlungsabfolge vorgehen. Es sollte ein verbindliches schriftlich fixiertes Vorgehen geben, in welcher Reihenfolge Teilschritte erfolgen, unabhängig von der Person, die mit dem Patienten arbeitet. Dieser schriftliche Ablaufplan sollte an dem Ort angebracht sein, an dem diese Tätigkeit ausgeführt wird. So sollte der Ablaufplan zur Morgenroutine im Bad hängen, der strukturierte Transfer aus und in den Rollstuhl kann auf dem Rollstuhltisch befestigt werden etc.

Aufbau einer Verhaltenskette erfordert einheitliches Vorgehen im Team

Beispiel: Duschen bei einem Patienten mit einer Antriebsminderung

1. entkleiden
2. in die Dusche einsteigen
3. Wasser anstellen
4. Temperatur regeln
5. mit Duschgel einreiben
6. abduschen
7. Wasser abstellen
8. aus der Dusche steigen
9. abtrocknen

Chaining backward. Beim Chaining backward wird zunächst Unterstützung bis zum vorletzten Handlungsschritt gegeben. Dann wird der Patient gefragt, welche Handlung als Nächstes folgt. Der letzte Teilschritt soll so viel Aufforderungscharakter haben, dass der Patient ihn alleine durchführen kann (z. B. mit Handtuch abtrocknen). Die Antwort und die Handlung werden positiv verstärkt. Gelingt der letzte Teilschritt sicher, wird der vorletzte Schritt trainiert, und so werden Hinweisreize für jeden weiteren Teilschritt der Handlung nach und nach reduziert, bis die vollständige Handlung in das Repertoire des Patienten übergeht.

Token Economy. Bei einer Token Economy (Münzverstärkungssystem) bekommt der Patient für jedes vorher definierte Zielverhalten einen sekundären Verstärker (Token). Diese Token können Klebepunkte, Striche, Münzplättchen etc. sein und nach festgelegten Regeln gegen eine primäre Belohnung (Kinobesuch, Essen, ...) eingetauscht werden (z. B. zehn Token = ein Kinobesuch). Damit ein solches Verhaltensprogramm erfolgreich sein kann, muss der Neuropsychologe sehr engmaschig mit dem Patienten arbeiten und täglich Auswertungs- und Bilanzierungsgespräche führen. Die Regeln müssen einfach und verständlich sein, damit sie von kognitiv beeinträchtigten Patienten verstanden werden. Sie werden schriftlich festgehalten und gut sichtbar im Patientenzimmer befestigt. Geeignet ist dieses Verfahren vor allem für jüngere Patienten, die Spaß an einer Art Wettbewerb haben. Oft ist der Umtausch in einen primären Verstärker nicht notwendig, da Token an sich schon ausreichenden Verstärkerwert haben. Zudem funktionieren sie als Feedbacksystem, anhand dessen der Erfolg besser sichtbar gemacht werden kann.

Token-Programm erfordert hochfrequente Kontakte

Verstärkerprogramme sind in der Durchführung sehr aufwendig, müssen gut vorbereitet und mit dem Patienten, Angehörigen und dem Behandlungsteam abgesprochen werden.

Modelling. Der Neuropsychologe oder ein Mitpatient kann als Modell fungieren und günstige Verhaltensweisen zeigen (Beispiel: Neuropsychologe entschuldigt sich, wenn er seinen Gesprächspartner unterbrechen muss). Modellernen ist umso effektiver, je „attraktiver", sympathischer das Modell ist und je mehr Ähnlichkeit zur Person besteht.

Methoden des Verhaltensabbaus

Time-out. Beim Time-out (Auszeit) wird bei Auftreten eines definierten Problemverhaltens (z. B. verbal aggressives Verhalten) dem Patienten Aufmerksamkeit entzogen. Am günstigsten ist es, wenn die Bezugs- oder Pflegeperson das Zimmer verlässt und nach einer vorgegebenen Zeit wieder zurückkommt. Im Anschluss sollte keine Diskussion über das unerwünschte Verhalten des Patienten stattfinden. Diese Methode kann gut im häuslichen Kontext ange-

Entzug von Aufmerksamkeit bei Time-out

wendet werden. Wenige Einrichtungen verfügen über einen Time-out-Raum, einen Raum ohne Verstärkerwert, in den der Patient gebracht werden kann, nachdem das Problemverhalten aufgetaucht ist.

Entzug von Zuwendung bei TOOTS

Time Out on the Spot (TOOTS) (Wood & Burgess, 1988). Eine spezielle Form des Time-out ist das sogenannte „Time Out on the Spot". Zeigt der Patient eine bestimmte sozial unangemessene Verhaltensweise, wird ihm Zuwendung/Aufmerksamkeit entzogen. Der Sozialpartner verlässt nicht den Raum, sondern unterbricht nur den Kontakt.

So wendet sich der Therapeut beispielsweise ab (Körper abwenden, kein Blickkontakt, keine Fortführung des Gesprächs), wenn der Patient anzügliche Kommentare macht. Die TOOTS Methode ist eine indirekte Bestrafung.

Verstärkerentzug als indirekte Bestrafung

Response Cost. Das Response Cost wird bei einem Token-Programm ebenfalls zur indirekten Bestrafung eingesetzt. Der Patient muss beim Auftreten des vorher mit ihm definierten Problemverhaltens eine bestimmte Anzahl von Token abgeben. Er wird also durch den Entzug von etwas Positivem bestraft. Wenn er nach einem festgesetzten Zeitraum noch eine festgelegte Anzahl Token übrig hat, kann er diese in eine andere Belohnung umtauschen. Um dieses Verfahren durchführen zu können, muss zunächst die Häufigkeit des Problemverhaltens in einer Baseline protokolliert werden. Der Vorteil des Response Cost ist, dass die Konsequenz unmittelbar auf das störende Verhalten erfolgen kann, dadurch verstehen die Patienten schnell, welches Verhalten unerwünscht ist. Darüber hinaus ist es eine aktive Form des Lernens, da die Patienten zunächst angeben müssen, warum sie ein Token abgeben müssen. Dies trägt zur Verbesserung der Krankheitseinsicht bei. Schließlich wird darüber prozedurales Lernen unterstützt, das bei den meisten Patienten recht gut erhalten ist (Alderman & Wood, 2013).

Problemverhalten Beispiel

Problemverhalten Auf-den-Boden-Spucken: Patient erhält morgens fünf Token, bei jedem Spucken erhält er ein sofortiges verbales Feedback und muss ein Token abgeben. Wenn er abends noch drei Token hat, darf er ein bestimmtes Computerspiel spielen.

Methoden zum Verhaltensaufbau und -abbau

Coaching. Der Neuropsychologe gibt direkte Anleitung in der problematischen Situation, sagt dem Patienten, welches Verhalten günstig ist, um in dieser Situation ein gewünschtes Ziel/Ergebnis zu erreichen (Beispiel: Das Gespräch mit dem Hinweis unterbrechen: „Warten Sie bis eine Gesprächspause entsteht, bevor Sie fragen.“).

Differenzielle Verstärkung. Bei der differenziellen Verstärkung wird erwünschtes Verhalten gelobt und Feedback über problematisches Verhalten gegeben. Das Feedback kann verbal erfolgen oder anhand eines Verhaltensprotokolls (s. Beispiel S. 72).

Eine sehr wichtige und besondere Art der differenziellen Verstärkung ist das sogenannte Sandwichfeedback, eine Rückmeldung über ein kritisches Verhalten wird eingerahmt von zwei positiven Feedbacks. Hervorzuheben ist, dass beim Feedback immer darauf geachtet werden muss, konkrete Verhaltensweisen direkt zu benennen.

Beim Feedback konkrete Verhaltensweisen benennen

Beispiel für ein Sandwich-Feedback

Sandwichfeedback während einer Videoauswertung zum Kommunikationsverhalten:

„Es ist schön wie Sie Blickkontakt aufnehmen. An dieser Stelle fallen Sie ihrem Gegenüber ins Wort und unterbrechen ihn, was unangenehm für Ihr Gegenüber ist. Hier ist ihre Körperhaltung wieder zugewandt und sie lächeln, das ist sehr gut.“

Sandwichfeedback als differenzielle Verstärkung

5.1.3 Selbstmanagement

Das Selbstmanagement ist die Änderung des Verhaltens durch Selbststeuerung. Voraussetzung hierfür ist ein Mindestmaß an Reflexionsfähigkeit, Störungseinsicht und Änderungsmotivation. Die Änderungsmotivation kann auch erst im therapeutischen Verlauf entstehen, nachdem mit dem Patienten eine Verhaltensanalyse erarbeitet wurde. Kernpunkte des Selbstmanagements sind das Setzen eigener Ziele und die Anwendung von Methoden der kognitiven Verhaltenstherapie, die an das Leistungsniveau hirngeschädigter Patienten angepasst und vereinfacht werden müssen (Pössl & Schellhorn, 2001).

Selbstmanagement setzt Reflexionsfähigkeit, Störungseinsicht und Änderungsmotivation voraus

Selbstinstruktionstraining (oder Selbstverbalisation). Das Selbstinstruktionstraining ist sinnvoll, um Impulse zu bremsen und Handlungen zu strukturieren. Der Patient soll lernen, durch Selbstverbalisation sein eigenes Verhalten zu regulieren. Günstige Sätze müssen zusammen mit dem Patienten erarbeitet werden. Der Einsatz ist vor allem beim Vorliegen dysexekutiver Störungen sinnvoll, da diese Patienten oft Sprache nicht mehr handlungsregulierend einsetzen können und dies erst wieder lernen müssen.

Selbstverbalisation zur Verhaltensregulation

Beispiele Selbstverbalisation:

- „Erst denken, dann handeln“ (Vorschnelligkeit)
- „Stopp, worum geht es?“ (Vorschnelligkeit)
- „Bleib ruhig, erstmal tief atmen“ (Aggressivität)
- „Erst schauen, dann gehen“ (Verkehrsverhalten)

5.1.4 Kombinierte Verfahren

Rollenspiele als unverzichtbares Therapieelement

Rollenspiele: Rollenspiele sind eine wichtige Methode, um neue Verhaltensweisen zu trainieren und störende Verhaltensweisen abzubauen. Vor allem bei hirngeschädigten Patienten reicht das Durchsprechen alternativer Verhaltensweisen oft nicht aus, um Verhaltensänderungen zu bewirken. Routinemäßig sollten Rollenspiele auf Video aufgezeichnet werden, um sie in Ruhe gemeinsam mit dem Patienten analysieren zu können. Je häufiger der Neuropsychologe mit Videofeedback arbeitet, desto selbstverständlicher wird es für ihn, er kann als Modell fungieren und die Patienten überzeugend dafür motivieren.

Neue Verhaltensweisen müssen eingeübt werden

Diagnostisches Rollenspiel: Versteht der Neuropsychologe durch die Schilderung des Patienten die Problematik nicht, kann eine Situation nachgestellt werden. Dabei übernimmt der Neuropsychologe die Rolle des Sozialpartners und muss vorher vom Patienten gut instruiert werden. Häufig kann das Rollenspiel klären, welche Verhaltensweisen für die entstandene Problematik verantwortlich waren.

Videofeedback kann Selbstwahrnehmung verbessern

Rollenspiel zur Verbesserung der Selbstwahrnehmung: Durch das Rollenspiel mit Videofeedback wird die Selbstwahrnehmung verbessert, da der Patient einen Blick „von außen“ auf sich erhält. Dies kann besonders für Patienten mit einer eingeschränkten Störungseinsicht hilfreich sein. Die Rollenspiele sollten dabei nicht zu konfrontativ angelegt werden.

Rollenspiel zum Einüben alternativer Verhaltensweisen: Sollen alternative Verhaltensweisen eingeübt werden, so sollten günstige Verhaltensweisen zunächst schriftlich (am besten am Flipchart) festgehalten werden. Die sorgfältige Vorbereitung ist bei Patienten nach Hirnschädigung besonders relevant, um die Ideengenerierung zu Handlungsalternativen vorweg zu nehmen. Folgende Gliederung hat sich bewährt.

Flipchart-Protokoll zum Thema „Hilfe ablehnen“

Herr F., 58 Jahre, nach Schädelhirntrauma, Gehbehinderung, rasche Reizbarkeit

Situation: Im Schützenverein: Kollege bietet an, ein neues Getränk mitzubringen.

Ziel: Dem Kollegen verständlich machen, dass ich mein Getränk selber holen möchte.

Was ist günstig?

- Ruhige Stimme
- Bedanken für Bereitschaft
- „Ich" benutzen
- „Es ist nett von Dir, aber ich will/möchte mein Getränk lieber selber holen."
- „Mir ist es wirklich lieber, wenn ich meine Sachen selber hole. Außerdem muss ich mich zwischendurch auch mal bewegen."

Rollenspiel mit Rollentausch. Dies ist vor allem zur Förderung der Empathie sinnvoll. Der Neuropsychologe zeigt Verhaltensweisen des Patienten (z. B. gereiztes und aggressives Verhalten, kaum Blickkontakt) und befragt den Patienten hinterher, wie er sich in der Rolle des Gesprächspartners gefühlt hat. Diese Rollenspiele können sehr kurz sein, ad hoc durchführt werden und bedürfen keiner eingehenden Planung.

Durch Übernahme der Rolle des anderen Empathie fördern

Soziales Kompetenztraining. Für hirngeschädigte Patienten wurden spezielle Gruppenprogramme zur Verbesserung der sozialen Kompetenz entwickelt (Kühne, 2009; Schellhorn et al., 2008). Vorteile solcher Trainings sind die Rückmeldungen anderer Teilnehmer, der Austausch unter Betroffenen sowie das praktische Üben angemessenen Verhaltens im Rollenspiel. Beide Trainingsprogramme betonen ein sehr wertschätzendes und ressourcenorientiertes therapeutisches Vorgehen. Es konnte gezeigt werden, dass das soziale Kompetenztraining auch von Patienten ohne Störungseinsicht angenommen wird (Schellhorn et al., 2008; Schellhorn & Pössl, 2010).

Gruppentherapie fördert Austausch mit anderen und gegenseitiges Feedback

Um die Effizienz solcher Gruppenprogramme zu steigern, sollte zusätzlich Einzeltherapie stattfinden, in der beispielsweise die Verhaltensweisen erarbeitet werden, die geändert werden sollen.

5.1.5 Angehörigen-/Bezugspersonenarbeit

Die Angehörigenarbeit nimmt einen hohen Stellenwert in der Behandlung organischer Verhaltensstörungen ein. Zum einen ist ohne die Unterstützung der Angehörigen ein Transfer der Therapieziele in den Alltag nur schwer erreichbar. Zum anderen stellt für die Angehörigen nicht nur die emotionale Verarbeitung einer Verhaltensstörung eine Herausforderung dar, sondern auch der Umgang mit den Verhaltensproblemen im Alltag. So werden soziale Situationen von Angehörigen unter Umständen als belastend erlebt, weil ihnen das Verhalten ihres Familienmitglieds peinlich ist, während sie sich durch aggressives Verhalten möglicherweise bedroht fühlen und sie auf die Antriebslosigkeit frustriert reagieren. Angehörige von hirngeschädigten Patienten stellen sich immer wieder die Frage, ob das Familienmitglied etwas

Angehörige sind wichtige Partner, damit ein Transfer von der Therapie in den Alltag gelingt

Wissen über die Störung entlastet die Angehörigen

nicht kann oder es absichtlich nicht will. Deshalb ist besonders wichtig, dass sie lernen, zu verstehen, dass *Verhaltensstörungen eine Folge der Hirnschädigung* sind, die sich der willkürlichen Steuerung des Betroffenen häufig entziehen. Neben der Informationsvermittlung über die Krankheits-/Unfallfolgen ist oft auch eine psychotherapeutische Unterstützung der Angehörigen notwendig. Im Rahmen dieser Unterstützung wird es auch darum gehen müssen, inwieweit die Angehörigen durch ihr eigenes häufig gut gemeintes Verhalten dazu beitragen, dass der Patient das unerwünschte Verhalten aufrechterhält. Erst dann werden Maßnahmen zur Verhaltensänderung erfolgreich sein. Anregungen für die therapeutische Begleitung von pflegenden Angehörigen von Demenzkranken finden sich bei Soellner et al. (2015) sowie Wilz et al. (2015).

Störungserhaltendes Verhalten der Angehörigen modifizieren

Wenn der Betroffene in einer Wohngruppe lebt oder einen geschützten Arbeitsplatz hat, sollte der behandelnde Neuropsychologe bei Bedarf auch die dortigen Bezugspersonen beraten und in die Therapie einbeziehen. Hierzu gehört eine Analyse, wie die Wohngruppe oder der Arbeitsbereich organisiert sind. Ungünstige Strukturen können das Problemverhalten verschärfen, beispielsweise dann, wenn in einer Wohngruppe die Regel gilt, dass Kleidung und Sauberkeit Individualrecht ist und jeder selbst bestimmen darf, wie häufig er sich wäscht oder die Wäsche wechselt. Ein Patient mit einer Antriebsstörung benötigt ein individuelles Therapiekonzept, bei dem er täglich unterstützt wird, auf Hygiene und saubere Kleidung zu achten.

Aufklärung und Einbezug externer Bezugspersonen fördert Transfer

Bezugspersonen können motiviert werden, das Therapiekonzept zu unterstützen, indem das Vorgehen genau erläutert und erklärt wird. Zudem sollte der Umgang der Bezugspersonen mit dem Problemverhalten reflektiert werden. Da die Reaktion der Sozialpartner oft verstärkenden Charakter auf problematische Verhaltensweisen hat, muss günstiges Antwortverhalten erarbeitet und der Einsatz im Alltag geübt werden. Dieser Aspekt kann über eine reine Beratung hinausgehen und gewinnt oft psychotherapeutischen Charakter. Die Bezugspersonen nehmen somit die Rolle von Co-Therapeuten ein, die das Therapiekonzept im Alltag durchführen.

Im Folgenden wird die Umsetzung der oben beschriebenen Therapiemethoden für die verschiedenen Cluster von Verhaltensstörungen konkret erläutert.

5.2 Gestörtes Sozial- und Kommunikationsverhalten

Zur inhaltlichen Vorbereitung der Behandlung sollten in einem ersten Schritt die sozialen Regeln abgeleitet werden. In Tabelle 7 werden häufige Verhaltensweisen von hirngeschädigten Menschen aufgeführt, die in sozialen Situationen als störend erlebt werden oder zu Konflikten führen können.

Tabelle 7: Beispiele für gestörtes Sozialverhalten in verschiedenen Umgebungsbedingungen

Gestörtes Sozialverhalten im privaten Alltag	Gestörtes Sozialverhalten im beruflichen Alltag	Gestörtes Sozialverhalten im Klinikalltag
• auf sofortige Erfüllung einer Forderung/eines Wunsches pochen • bei Besuch unvermittelt aufstehen und weggehen • Ehepartner sexuell bedrängen • zutraulich Fremde auf der Straße ansprechen • Verkäuferin beschimpfen oder bedrängen • im Auto laut schimpfen/brüllen • allen Menschen intime Details erzählen	• unpünktlich zur Arbeit kommen • unangemessen gekleidet sein • sich in Gespräche von Kollegen einmischen • Arbeit abbrechen, wenn etwas nicht klappt • bei Kritik den anderen beschimpfen • Pausenzeiten überziehen • Kolleginnen bedrängen • Privates am Arbeitsplatz erledigen • keine Eigeninitiative haben	• Therapiezimmer ohne Anklopfen betreten • Therapeuten persönliche Fragen stellen • allen Therapeuten sofort intime Probleme erzählen • Therapeuten duzen • den Therapeuten über große Distanzen etwas zurufen • alle im Gruppenraum ansprechen • Dazwischenreden in Gruppentherapien

Soziale Regeln oft nicht explizit

Dass es soziale Regeln gibt, erscheint auf den ersten Blick selbstverständlich, aber die meisten sozialen Regeln sind uns nicht unmittelbar bewusst, sondern wir haben sie implizit gelernt.

Soziale Regeln situationsabhängig

Manche Regeln sind klar und gut bekannt wie zum Beispiel „in der christlichen Kirche verhält man sich still und in sich gekehrt“. Andere Regeln wiederum sind subtil und fordern die Beachtung vieler Komponenten einer Situation: Wenn ich z.B. das Zimmer des Kollegen betrete, um ihm ein Schreiben zu bringen, dieser aber telefoniert, dann

- gehe ich wieder, wenn mein Schreiben unwichtig ist, oder
- mache mein Anliegen pantomimisch deutlich, wenn mein Schreiben von mittlerer Wichtigkeit ist und warte auf die pantomimische Reaktion des Kollegen, wie unsere Interaktion weitergehen soll, oder
- ich unterbreche das Telefonat des Kollegen mit einer Entschuldigung, wenn mein Schreiben von höchster Wichtigkeit ist.

Geltende Regeln herausfinden und explizit machen

Der Neuropsychologe sollte entsprechende *Regeln aus dem Kontext ableiten, diese vereinfachen, in klare Worte fassen und überprüfen, ob die Regel dem Patienten bekannt ist.*

Diese inhaltliche Vorbereitung der Behandlung – Ableitung der sozialen Regel aus dem Kontext und Vereinfachung entsprechend der Kompetenzen des Patienten – ist ein Kernstück, das über das Gelingen oder Scheitern der Therapie entscheidet.

Vorbereitung der Behandlung – Beispiel

Verhaltensbeobachtung: Patient spricht Mitpatienten/Therapeuten im Vorübergehen an, läuft mit ihnen mit und redet, stoppt erst, wenn der andere ihm die Türe vor der Nase zumacht.

Soziale Regel: Im Vorübergehen grüßt man (mit Worten oder mit Blick), man kann anknüpfend an ein vorheriges Gespräch eine Kurzfrage stellen, die ebenso knapp beantwortet werden kann. Wenn ich jedoch ein Gespräch beginnen möchte, dann bleibe ich stehen und suche den Blickkontakt. Erst wenn der andere zögert oder auf mich zukommt, beginne ich ein Gespräch. Auf jedes körpersprachliche Zeichen von Zeitdruck beende ich die Interaktion.

Vereinfachte Regel: „Wenn ich jemandem begegne, grüße ich und lasse ihn weitergehen. Ich spreche andere nur an, wenn sie stehen oder sitzen."

Aufbau von Regelwissen durch Dichotomie

Der Aufbau von sozialem Regelwissen kann auch durch die Auswahl einer für den jeweiligen Patienten passenden Dichotomie erfolgen, wie beispielweise selbstsicheres versus aggressives Verhalten oder sozial angemessenes versus aufdringliches Verhalten. Gerade bei Patienten im jüngeren Erwachsenenalter eignet sich der Aufbau von Regelwissen durch die Gegenüberstellung kindliches versus erwachsenes Verhalten. Das implizite Regelwissen explizit zu machen, ist stets nur der erste Schritt in der Behandlung. Selbst wenn die sozialen Regeln bekannt sind, kann aufgrund der oben beschriebenen Diskrepanz zwischen Wissen und Handeln (knowing-doing-dissociation) nicht davon ausgegangen werden, dass die Regeln eingehalten werden.

5.2.1 Stimuluskontrolle

Möglichkeiten der Stimuluskontrolle bei Verletzen der sozialen Regeln sind:

Auslösende Situation oder Stimuli vermeiden

- Auslösende Situation oder Stimuli vermeiden: Einzelarbeitsplatz anstatt Großraumbüro; Abschließen des Besprechungsraumes; Handy wegschließen bis auf verabredete Zeiten; ablenkende Stimuli aus dem Blickfeld/Greiffeld entfernen
- Auslösende Stimuli für distanzloses Verhalten vermeiden durch die Einschränkung der Variation des Verhaltens von Situation zu Situation oder von Person zu Person: Absprachen, dass sich alle Teammitglieder gleich verhalten; eigenes Verhalten weniger variieren (z. B. immer den gleichen Körperabstand beibehalten, kein Small Talk im Lift oder Flur)
- Situationen vorstrukturieren: Türschild „Bitte nicht stören" oder „Bitte klopfen" aufhängen
- Anforderungen reduzieren: Gruppengröße reduzieren; reine Männergruppe einrichten

- Vermeiden problematischer sozialer Situationen: keine Besuche bei Personen, durch die der Patient sich provoziert fühlt (z.B. Verwandte, mit denen ein Konflikt besteht)
- Strukturierung und Gliederung von Gesprächen (z.B. Tagesordnung erstellen und sichtbar notieren)

Eine andere Methode der Stimuluskontrolle ist die Reaktionsverhinderung. Die Situation wird so gestaltet, dass das problematische Verhalten nicht ausgeführt werden kann. Reaktionsverhinderung findet Anwendung bei Patienten, die eine geringe Reflexionsfähigkeit besitzen oder deren Fähigkeit zur aktiven Mitarbeit durch schwere Gedächtnisstörungen eingeschränkt wird.

Modifikation der auslösenden Situation, um unerwünschte Reaktion unmöglich zu machen

Einsatzbeispiele:
- Der distanzgeminderte Patient, der vorbeigehende Personen anfasst, soll etwas in der Hand halten.
- Der Patient, der bei Begrüßung oder Verabschiedung tätschelt, bringt nach Therapieende eine Akte ins Stationszimmer oder trägt bei Therapiebeginn den Stuhl aus dem Gang herein.

5.2.2 Kontingenzmanagement

Im Umgang mit einem definierten Problemverhalten wird ein bestimmtes Antwortverhalten festgelegt. Entscheidend ist, dass diese Vereinbarung kontingent von allen Beteiligten (Angehörigen, Team, Wohngruppenbetreuer etc.) eingehalten wird. Hierzu müssen alle Beteiligten in Teambesprechungen oder Angehörigengesprächen angeleitet werden. Es hat sich hilfreich erwiesen, eine schriftliche Verhaltensanweisung zu erstellen, da hiermit die Relevanz eines kontingenten Verhaltens betont wird und die Formulierungen für alle einheitlich sind (s. Tab. 8).

Antwortverhalten auf Problemverhalten festlegen

Tabelle 8: Beispiele für Kontingenzmanagement

Problemverhalten des Patienten	Antwortverhalten des Teams/der Angehörigen
Reden ohne Punkt und Komma	„Stopp“ sagen und gleichzeitig die Hand heben.
Zimmer betreten ohne Anklopfen	Mit dem Finger auf die Tür zeigen und sagen „Klopfen Sie bitten an, bevor Sie hereinkommen“.
Räumliche Distanz im Gespräch unterschreiten	Mit neutralem Gesichtsausdruck sagen: „Einen Schritt zurück, bitte!“

Bei der Umsetzung ist Folgendes zu beachten:
- keine versteckte Verstärkung durch körpersprachliche Zuwendung
- klare verbale und pantomimische Anweisung
- keine Aufmerksamkeitszuwendung durch Diskussionen

- gewünschtes Verhalten positiv formulieren (statt: „Nicht so nahe“ – „Einen Schritt zurück bitte“

Beim *Time-out* wird auf ein problematisches Verhalten mit dem Entzug der Zuwendung und Aufmerksamkeit reagiert.

Feedback über Problemverhalten und erwünschtes Verhalten bei differenzieller Verstärkung

Im Rahmen der *differenziellen Verstärkung* erhält der Patient Feedback über problematische und erwünschte Verhaltensweisen. Das Feedback kann direkt gegeben, in einem Verhaltensprotokoll notiert (s. Abb. 18) und in einem Bilanzierungsgespräch reflektiert werden.

Datum: ______________	
Verhalten:	**für jedes Auftreten ein Smiley**
Freundlich begrüßen	☺ ☺ ☺ ☺ ☺ ☺
Lächeln	☺ ☺ ☺
Unterbrechen/Dazwischenreden	☹ ☹ ☹ ☹
Beim Thema bleiben	☺

Abbildung 18: Beispiel Verhaltensprotokoll

Verhaltensvertrag fördert die Verbindlichkeit

Die Verstärkung des erwünschten Verhaltens kann als verbales Lob erfolgen, es können auch in einem Verhaltensvertrag konkrete Belohnungen festgelegt werden.

Beispiel: Verhaltensvertrag

In der Wohngruppe wird ein Verhaltensvertrag vereinbart. Protokolliert wird: 1) Morgens und abends sich erkundigen, wie es dem anderen geht, und 2) Anklopfen und Zuruf abwarten, bevor das Zimmer des anderen betreten wird. Einmal wöchentlich gibt es ein Bilanzierungsgespräch. Bei einer positiven Bilanz darf der Patient sich eine Freizeitaktivität zusammen mit dem Betreuer wünschen.

5.2.3 Selbstmanagement

Selbstmanagement fordert aktive Mitarbeit des Patienten

Bei Methoden des Selbstmanagements rückt die Mitgestaltung des Therapieprozesses durch den Patienten und seine aktive Mitarbeit in den Vordergrund. Hierzu sollte auch das Engagement des Patienten über der „Reinheit der Lehre“

stehen, d.h. der Neuropsychologe sollte anfängliche „Fehler“ des Patienten in der Therapiegestaltung tolerieren und eher sukzessive versuchen, sie zusammen mit dem Patienten zu beseitigen. Beispiele für typische Fehler sind:

- zu ungenaue Beschreibung des Problemverhaltens
- zu viele Verhaltensweisen auf einmal beobachten wollen
- Unterschätzen der Schwierigkeit, das problematische Verhalten zu unterdrücken

Folgende methodische Bausteine sollten in eine Selbstmanagementtherapie integriert werden:

Ableitung der sozialen Regel. Im Rahmen psychoedukativer Gesprächseinheiten während der Therapiesitzungen können die Regeln, die das soziale Verhalten steuern, erarbeitet werden. Hiermit kann die verhaltenssteuernde Wirksamkeit gefördert werden. Auf der Grundlage des Wissens um soziale Regeln formuliert der Patient eine vereinfachte, für ihn gültige Verhaltensregel. Beispiel: „Zu fremden Personen eine Armlänge Abstand halten.“

Verbesserung der Selbststeuerung durch Selbstinstruktionstraining. Neuropsychologe und Patient erarbeiten eine kurze Verhaltensanalyse (Was genau ist das unerwünschte Verhalten? In welchen Situationen tritt es auf? Was sind die langfristig unerwünschten Konsequenzen?). Dann werden die negativen Kognitionen, die zwischen Auslösesituation und Verhalten vermitteln, herausgearbeitet. Neuropsychologe und Patient erarbeiten, welches das erwünschte Reaktionsverhalten ist und welche Kognition dieses Verhalten fördern kann. Diese Kognition wird als konkrete Instruktion in Worte gefasst. Für die Wirksamkeit der Selbstinstruktionen ist es bedeutsam, dass die Instruktion in den Worten des Patienten formuliert ist. Beispiele: „Halt Abstand“, „Keine Sexwitze“, „Erst denken, dann reden“.

Selbstinstruktionen in den Worten des Patienten

Wenn eine funktionale Kognition erarbeitet wurde, muss der Einsatz während der Therapiesitzung in Imaginationsübungen oder Rollenspielen sowie mithilfe von Hausaufgaben trainiert werden.

Hausaufgaben um neues Verhalten zu etablieren

Verbesserung der Selbststeuerung durch Verhaltensprotokolle. Der Patient führt täglich ein Protokoll über das Auftreten seines Problemverhaltens und des erwünschten Verhaltens. Es gibt viele Patienten, die Unterstützung benötigen, um kleine Fortschritte zu sehen und für sich anzuerkennen.

Verhaltensprotokolle sollen Fortschritt sichtbar machen

Hierbei wurden die ersten beiden Kategorien vom Neuropsychologen erstellt, die weiteren Punkte des Protokolls hat der Patient hinzugefügt. Solche Eigenbeiträge des Patienten steigern die Motivation zur Verhaltensänderung.

Unterstützung der Selbststeuerung durch selbstgesetzte Cues. Der Patient bringt einen Hinweisreiz (Bild, Icon) gut sichtbar an dem Ort an, an dem das Problemverhalten auftritt. Der Hinweisreiz erinnert an die Selbstinstruktion zur Verhaltenssteuerung. Beispiel: Ein Stopp-Schild auf dem Telefondisplay erinnert daran „Fasse dich kurz!“

Beispiel eines Protokolls, in dem das Arbeitsverhalten dokumentiert wurde:

Hauptidentität

Von: "V[redacted]" <[redacted]@[redacted]>
An:
Gesendet:
Betreff:

Regelplan Arbeitsverhalten Herr V[redacted] Woche

Regel	Montag	Dienstag	Mittwoch	Donnerstag	Freitag
Nicht in ein Gespräch reinplatzen	Halb	Halb	Ja	Ja	
Arbeit und Privat trennen, keine Arbeitsmaterialien für private Zwecke nutzen	Korrekt	Korrekt	Ja	Ja	
Sich an Arbeits- und Pausenzeiten halten	Korrekt	Korrekt	Ja	Korrekt	
Arztbesuche und Therapien nach der Arbeitszeit machen. Wenn das nicht geht, vorher mit dem Chef besprechen.	Korrekt	Korrekt	Ja	Geht nicht	
Arbeitsanweisungen befolgen	Ja	Ja	Ja	Ja	
Arbeit sorgfältig erledigen	Ja	Fast	Na ja	Ja	
Arbeitsplatz sauber halten, selber sauber zur Arbeit kommen	Na ja	Na ja	Ja	Na ja	
Um ein Gespräch bitten, wenn ich mit etwas unzufrieden bin		Ja	Ja	Ja	

Abbildung 19: Protokoll zum Arbeitsverhalten

Das Bedürfnis hinter einem unerwünschten Verhalten erkennen

Erwerb neuer Verhaltensweisen. Für die Entstehung eines problematischen Verhaltens ist nicht nur die Hirnschädigung ausschlaggebend; häufig liegt ein Motiv oder ein unbefriedigtes Bedürfnis zugrunde, das der Patient nicht mehr adäquat äußern kann (Beispiel: distanzgemindertes Verhalten bei Bedürfnis nach Partnerschaft). Es geht um den Erwerb neuer oder die Reaktivierung alter Verhaltensweisen, damit Bedürfnisse wieder adäquat erfüllt werden können. Hierzu kann das angemessene Verhalten einzeltherapeutisch in Rollenspielen oder in einem Gruppentraining zur sozialen Kompetenz geübt werden.

5.3 Mangelnde Empathie

Die Förderung von Empathie ist ein zentraler Bestandteil bei der Behandlung organisch bedingter Verhaltensstörungen, wie sozial unangemessenem Verhalten, mangelnder Impulskontrolle oder bei Antriebsstörungen. Sie ist eng assoziiert mit kognitiven Einschränkungen, die als mangelnde Perspektivübernahmefähigkeit (Theory of Mind) beschrieben werden. Der Neuropsychologe sollte in der Behandlung organischer Verhaltensstörungen ganz bewusst auf emotionale Vorgänge beim Sozialpartner fokussieren.

5.3.1 Verhaltens- oder Situationsanalyse

Bei mangelnder Empathie dient die Verhaltensanalyse vor allem der Erarbeitung der emotionalen Konsequenzen unangemessenen Verhaltens. Werden die Konsequenzen in der Verhaltensanalyse erarbeitet, wird der Patient nicht nur gefragt, wie der Sozialpartner sich verhalten hat, sondern auch, wie dieser sich in diesem Moment vermutlich gefühlt hat. Der Patient wird aufgefordert, sich in sein Gegenüber hineinzuversetzen. Ist der Patient aufgrund seiner mangelnden Empathie überfordert, unterstützt ihn der Neuropsychologe durch eine strukturierte Gesprächsführung:

Aufmerksamkeit auf die Gefühle des anderen lenken

Der Patient kann gefragt werden, wie er sich in der Situation des Gegenübers fühlen würde (Perspektivwechsel).

Der Neuropsychologe kann sich selber als Person einbringen: „Ich würde mich bei so einem Verhalten bedrängt fühlen."

Der Neuropsychologe kann dem Patienten Alternativen zur Auswahl anbieten: „Hat sich ihr Arbeitskollege in dieser Situation ruhig und entspannt gefühlt oder war er ärgerlich."

5.3.2 Verhaltensprobe mit Perspektivwechsel

Der Therapeut hat die Möglichkeit, dem Patienten in einer kurzen Sequenz sein Problemverhalten zu zeigen und anschließend herauszuarbeiten, welche Gefühle es geweckt hat (Rollenspiele). Gerade bei Patienten, die aufgrund mangelnder Empathie ihr Problemverhalten bagatellisieren, ist diese Vorgehensweise erstaunlich wirksam.

Therapeut demonstriert Perspektivwechsel

Ein Beispiel wäre ein Patient, der seine ständigen gereizten Bemerkungen als normal ansieht und keine Notwendigkeit zur Verhaltensänderung sieht. Diesen Patienten könnte der Therapeut auffordern, von seinem beruflichen Aufgabengebiet zu erzählen. Während der Erzählung unterbricht der Therapeut häufig mit gereizt-abfälligen Bemerkungen. Beobachtet der Neuropsychologe eine emotionale Reaktion beim Patienten (Unwohlsein, Verwirrung o. Ä.), erfolgt eine Auswertung:

- „Ich habe Sie jetzt eine ganze Weile mit scharfen Bemerkungen unterbrochen. Haben Sie das bemerkt?"
- „Welche Wirkung hatte das bei Ihnen?"
- „Könnten es anderen Menschen auch so gehen, wenn Sie gereizte Bemerkungen machen?"
- „Wie wünschen Sie sich, dass ich reagiere?"
- „Könnten sich andere Menschen dies auch von Ihnen wünschen?"

5.3.3 Kontingenzmanagement

Emotionale Reaktion des Therapeuten

Tritt das relevante Verhalten „mangelnde Empathie" innerhalb der therapeutischen Sitzung auf, so kann der Neuropsychologe dies zum Anlass nehmen, die emotionalen Konsequenzen zu erarbeiten, in dem er seine eigene emotionale Reaktion offenlegt.

Empathisches Verhalten üben

Neben der Veränderung problematischen Verhaltens ist der Aufbau sozial angemessenen und empathischen Verhaltens Teil des therapeutischen Vorgehens. Es werden Verhaltensweisen geübt, die den Patienten sozial erfolgreicher machen sollen. Folglich geht es auch um empathische Verhaltensweisen, die mittels Shaping, Rollenspiel und Hausaufgaben eintrainiert werden, z. B.

- seine Freude zeigen, dass der andere da ist,
- dem anderen dafür danken, was er getan hat,
- nachfragen, wie es geht.

Übungsmaterial aus anderen Manualen

Zur Behandlung der Perspektivübernahmefähigkeit (Theory of Mind) liegt ein Behandlungsmanual für Menschen mit Psychose vor (Moritz et al., 2011). Zwar sind einige dieser Übungen speziell auf das Thema Umgang mit psychotischen Ideen ausgerichtet, andere lassen sich jedoch auch sehr gut in der Therapie hirngeschädigter Patienten anwenden. Das Programm setzt sich zusammen aus Übungen zum Erkennen von Attribution und Stimmung, mehreren Modulen zur Theory of Mind sowie zum voreiligen Schlussfolgern in sozialen Situationen. Die Wirksamkeit des Programms für die Stichprobe der psychotischen Patienten wurde von den Autoren nachgewiesen (Moritz et al., 2011).

Darüber hinaus eignet sich Material, das ursprünglich für die Behandlung der sog. Verbitterungsstörung entwickelt wurde (Schippan, Baumann & Linden, 2004) ebenfalls zur Verbesserung der Perspektivübernahme- und Empathiefähigkeit. Hier werden dem Patienten kurze soziale Konfliktsituationen geschildert und er wird angeregt, sich zu überlegen, wie sich verschiedene Personen in dieser Situation fühlen würden: der Betroffene, der Verursacher und ein neutraler Dritter. Außerdem wird angeregt, zu überlegen, was verschiedene Personen in dieser Situation empfehlen würden (die gütige und erfahrene Großmutter, die ihre Kinder durch den Krieg gebracht hat und in ihrem Leben viel durchgemacht hat; ein Manager (ein rational denkender Mensch, der sich mit praktischen Problemlösungen beschäftigt); ein Pfarrer (beschäftigt sich mit moralischen, geistlichen und philosophischen Fragen); ein Psychologe (beschäftigt sich mit menschlichem Verhalten und Problemen); ein Kulturforscher (beschäftigt sich mit der Lebensweise, Kultur und den Gewohnheiten der Menschen in anderen Ländern)). Dieses Material wurde zwar bislang nicht an hirngeschädigten Patienten erprobt. Aufgrund unserer klinischen Erfahrungen können hieraus jedoch hilfreiche Übungsteile entnommen werden, wenn die kognitive Leistungsfähigkeit nicht zu schwer beeinträchtigt ist.

Schließlich gibt es erste Hinweise, dass ein übendes Training zur Differenzierung emotionaler Gesichter die Emotionswahrnehmung fördern kann (Neumann et al., 2015). Auch solche Übungen können daher begleitend zur neuropsychologisch Therapie wirksam sein. Eine Sammlung emotionaler Gesichter, die für die Therapie genutzt werden können, findet sich bei Olszanowski et al. (2015).

5.4 Apathie

Der Neuropsychologe sollte sich in der Arbeit mit antriebsgeminderten Patienten bewusst sein, dass der Betroffene kaum oder gar nicht motiviert ist, aktiv zu werden. Versuchen wir ihn zu aktivieren, wird dies vom Patienten oft als aversiv erlebt. Der antriebsgeminderte Patient „kann nicht wollen". Zudem haben die meisten üblichen Verstärker für ihn ihren Wert verloren. In der Regel haben diese Patienten keine Wahrnehmung für ihre Störung und somit auch keinen Leidensdruck. Daher können sie sich auch keine Ziele setzen.

Antriebsgeminderte Patienten haben oft geringen Leidensdruck

Seitens der Angehörigen besteht allerdings oft ein ausgeprägter Leidensdruck, da eine Antriebsminderung die gesamte Persönlichkeit verändert. In seltenen Fällen kann die Antriebsminderung von den Angehörigen als positive Veränderung erlebt werden. Dies ist der Fall bei prämorbid dominanten Menschen, die zu aggressiven Verhaltensweisen tendierten.

Die Therapie von Antriebsminderungen besteht schwerpunktmäßig in der Stimuluskontrolle und Methoden zum Verhaltensaufbau. Wir haben die Therapie von Antriebsstörungen unterteilt in die Behandlung von schweren und leicht- bis mittelgradigen Antriebsminderungen. Nur beim Vorliegen relativ leichter Antriebsminderungen, für die die Patienten eine Wahrnehmung haben, kann mit Selbstmanagementtechniken gearbeitet werden.

Stimuluskontrolle und Methoden des Verhaltensaufbaus bei Apathie

Die Patienten und ihre Angehörigen sollten darüber informiert werden, dass eine Antriebsminderung vorliegt und diese wie andere Symptome auch eine Folge der Hirnschädigung ist.

Psychoedukation für die Angehörigen entlastet

Erwähnenswert ist die Tatsache, dass das gleichzeitige Vorhandensein einer Antriebsminderung und einer Impulskontrollstörung relativ häufig vorkommt und keinen Widerspruch darstellt; ebenso kann ein Patient emotional indifferent sein, aber dennoch aggressive Ausbrüche haben.

5.4.1 Therapiemethoden bei schwerer Antriebsstörung

Patienten mit schweren Antriebsminderungen schaffen es nicht, alleine morgens aufzustehen, sie sitzen tatenlos am Bettrand, obwohl sie wissen, dass sie sich waschen und anziehen sollen. Ohne äußere Anregung versanden Tätigkeiten und Handlungsbarrieren oder Übergänge zwischen Handlungsschritten führen leicht zum Handlungsabbruch.

Aktivität von außen initiieren

Prinzipiell muss die Umgebung durch Anregung und Aufforderung so gestaltet werden, dass vom Patienten eine Aktivität gezeigt werden kann (Stimuluskontrolle).

Folgende Interventionen sind bei schweren Antriebsminderungen sinnvoll:

Aufbau fester Verhaltenssequenzen durch Chaining oder Shaping

Feste Tages- und Wochenstruktur

Mitnahmeeffekt erleichtert Handlungsinitiierung

Entfernen von Stimuli, die antriebsarmes Verhalten begünstigen

Der schrittweise Aufbau von komplexeren Verhaltensweisen beim Chaining und Shaping ist nicht nur im Bereich der Aktivitäten des täglichen Lebens, sondern in allen Therapiebereichen sinnvoll. Beim Selbsthilfetraining sollten die Pflegekräfte gut angeleitet werden, um die gleiche Reihenfolge von Teilschritten unabhängig von der Pflegekraft einzuhalten. Oft ist es notwendig, die Patienten anhand von Hinweisreizen unterschiedlicher Modalitäten bei der Ausführung von Handlungsschritten zu führen. Dies können taktile und visuelle Signale sein oder verbale Hinweise mit abgestufter Spezifität. Das Einhalten einer gleichbleibenden, festen Tagesstruktur, um das Einschleifen von Handlungen bzw. den Aufbau von Routinen zu begünstigen, ist ein basales Behandlungsprinzip. Entsprechende Tagespläne sollten immer in Zusammenarbeit mit den Angehörigen erstellt werden, da die Patienten aufgrund ihrer Ideenarmut überfordert sind. Gerade in der Behandlung schwerer Antriebsstörungen müssen Aktivitäten gesucht werden, die eine positive emotionale Reaktion hervorrufen. Das können z. B. Musiktherapie (Lane-Brown & Tate, 2009a), Bewegungsspiele, ein Spaziergang, Kontakt mit einem Haustier oder Anschauen privater Fotos sein. Ein wichtiges Prinzip ist auch das Nutzen des sogenannten „Mitnahmeeffekts", d. h. Patienten können sich Aktivitäten anschließen, die um sie herum passieren und die einen Aufforderungscharakter haben. Dies sind oft Routinetätigkeiten, wie zum Beispiel Tischdecken. Nach eingehender Abwägung und unter Einbezug der Angehörigen kann in Einzelfällen mit Stimuluskontrolle gearbeitet werden. Hierbei wird ein angenehmer Stimulus entfernt, der antriebsarmes Verhalten begünstigt. So wurde beispielsweise bei einem stationär behandelten schwer antriebsgeminderten Patienten, der sich sofort nach jeder Therapie in sein Bett legte, sobald er sein Zimmer betrat, das Bett bis auf die Zeit der Mittagsruhe aus dem Zimmer entfernt. Dadurch konnte er sich nicht mehr hinlegen und musste somit aktiv bleiben.

5.4.2 Therapiemethoden bei leicht- bis mittelgradiger Antriebsstörung

Bei leichteren und mittelschweren Antriebsstörungen zeigt der Patient eine gewisse Eigeninitiative, er kommt beispielsweise anhand des Therapieplans selber zur Therapie, hat aber große Probleme, seine freie Zeit sinnvoll zu gestalten. Diese Patienten tendieren dazu, ein eingeschränktes Aktivitätenrepertoire zu haben und üben immer die gleichen Tätigkeiten (z. B. Fernsehen schauen) aus. Die Antriebsstörung solcher Patienten wird in einem rehabilitativen Setting mit einer festen Tagesstruktur (Therapieplan) oft gar nicht erkannt. Erst nach Entlassung in einen Alltag mit wenig Tagesstruktur oder im beruflichen Kontext können diese leichteren Antriebsstörungen sichtbar werden. Bei Maßnahmen zur beruflichen Wiedereingliederung fallen diese Patienten dadurch auf, dass sie wenig Eigeninitiative zeigen, abwartend sind und von sich aus keine Vorschläge machen.

Eingeschränktes Aktivitätenrepertoire

Leichte Antriebsstörung vor allem bei fehlender äußerer Struktur relevant

Der erste Schritt der Behandlung ist das Erstellen einer Aktivitätenliste, einer Sammlung von potenziell möglichen Tätigkeiten. Die Erstellung der Aktivitätenliste ist dadurch erschwert, dass die Patienten oft einem Großteil ihrer Interessen und Hobbys krankheitsbedingt nicht mehr nachgehen können. Es können Aktivitäten in verschiedenen Kontexten (in der Klinik, auf Station, zu Hause, am Wochenende, etc.) gesammelt und schriftlich festgehalten werden. Eine Aktivitätenliste sollte immer personenbezogen und individuell sein. Der Patient soll die Initiierung von Handlungen anhand eines Kalenders oder Tagesplans lernen, in dem zu erledigende Aktivitäten eingetragen sind. Dieser soll einen festen Platz bekommen, an den möglichst automatisch mehrmals pro Tag hingeschaut wird. Günstig und motivationsfördernd ist es, erledigte Aktivitäten abzuhaken. Das Etablieren eines Antriebskalenders ist eine Herausforderung für Patienten und Neuropsychologen, erfordert intensive Arbeit und ein oft wochenlanges Training, in das das ganze Rehabilitationsteam und die Angehörigen einbezogen sein müssen. Alternativ kann der Einsatz von elektronischen Hilfsmitteln, wie Organizer oder Handy, gewählt werden. Diese sollten so programmiert werden, dass die zu erledigende Aktivität im Display angezeigt wird und ein akustischer Reiz ertönt (beispielsweise 10:00 Uhr: Oma anrufen, 18:00 Uhr: Medikamenteneinnahme).

Individuelle Aktivitätenliste erleichtert Aktivitätenplanung

Listen angenehmer Aktivitäten finden sich in einer Reihe von Manualen zur Depressionsbehandlung (z. B. Hautzinger, 2003; Werheid & Thöne-Otto, 2010). Diese bieten eine gute Grundlage für den Verhaltensaufbau. Es ist

Aktivitätsaufbau analog zur Depressionsbehandlung

wichtig, gemeinsam mit dem Patienten möglichst konkret festzulegen, wann er welche Aktivität ausführen möchte.

Beispiele für den Aktivitätsaufbau
In der Klinik/Rehabilitation
• Buch, Zeitschrift lesen • in der Klinikbücherei Buch, CD oder DVD ausleihen • meine Frau anrufen • Fußballergebnisse verfolgen • mit Mitpatienten spielen (Uno, Mensch ärgere Dich nicht) • Eis essen • Radio hören • Spaziergang um die Klinik machen
Zu Hause
• mit dem Hund spazieren gehen • Frühstück machen • Hof fegen • Freund anrufen • täglich E-Mails checken

Aktivitäten außer Haus mit anderen haben höheren Aufforderungscharakter

Ambulant betreutes Wohnen als Option bei alleinwohnenden Patienten

Nach Entlassung aus der Klinik ist es für die Patienten hilfreich, wenn tages- und wochenstrukturierende Maßnahmen (z. B. wöchentliche Teilnahme an der Skatgruppe) regelmäßig geplant sind und am besten mit einem Termin außer Haus verbunden werden. Diese haben häufig eine höhere Verbindlichkeit und daher auch einen höheren Aufforderungscharakter, um umgesetzt werden zu können. Häufig ist es im langfristigen Verlauf nötig, dass Patienten, die es geschafft haben, wieder alleine zu leben, eine Unterstützung in Form eines Sozialpädagogen/Betreuers oder Soziotherapie bekommen, um gemeinsam die Wochenplanung durchzuführen. Ein solches ambulant betreutes Einzelwohnen wird meist von den Wohlfahrtsverbänden vor Ort angeboten.

5.4.3 Beratung von Angehörigen

Angehörige fehlinterpretieren häufig Symptome der Apathie

Die Angehörigenberatung ist ein basaler Baustein der Therapie einer Antriebsstörung, egal welchen Schweregrades. Die Angehörigen bedürfen einer intensiven Beratung, da Symptome der Antriebsstörung häufig falsch interpretiert werden („Sie ist faul geworden.“, „Er hat kein Interesse mehr an mir.“, „Sie ist depressiv.“, „Er muss die Krankheit verarbeiten.“). Im Umgang mit der Antriebsstörung benötigen Angehörige Anleitung und Ermutigung, manchmal ist es notwendig, dass sie sich selber in psychotherapeutische

Behandlung begeben, um die notwendige Unterstützung im Umgang mit der Verhaltensstörung zu erhalten.

Informationen für die Psychoedukation der Angehörigen

Er/sie ist weniger aktiv, ruhiger, hat weniger Ideen und Eigeninitiative, sitzt viel herum, verfolgt frühere Hobbys nicht mehr.

Er/sie spricht weniger als früher, nimmt das Gespräch von sich aus kaum auf, stellt wenig Fragen und telefoniert nicht von sich aus.

Er/sie ist unkritisch, überangepasst und fügsam.

Die Stimmung ist gleichbleibend, entweder etwas gehoben oder gleichgültig; aggressive Durchbrüche kann es trotzdem geben.

Das Mitgefühl kann reduziert sein. Es findet weniger emotionaler Austausch statt. Ihr Angehöriger zeigt wenig Interesse an Ihnen und Ihrem Befinden.

Angefangene Handlungen versanden oder werden abgebrochen.

Die Arbeitsweise ist flüchtig, oberflächlich und ungenau.

In der Körperhygiene werden Selbstverständlichkeiten wie Waschen, Zähneputzen, Wäschewechsel nicht mehr durchgeführt.

Das sexuelle Interesse ist deutlich vermindert (in seltenen Fällen ist auch das Gegenteil möglich).

Er/sie nimmt nicht wahr, dass er/sie sich verändert hat.

Wichtiges Ziel der Angehörigenberatung ist es, die Antriebsminderung als Krankheitsfolge zu verstehen. Gelingt es, dem Angehörigen zu vermitteln, dass der Betroffene nicht „faul“ ist, sondern nicht wollen kann, so fällt es dem Angehörigen leichter, die Antriebsstörung nicht persönlich zu nehmen.

Hilfen im Umgang mit antriebsgeminderten Menschen

- feste, gleichbleibende Tagesstruktur einhalten, damit Routinen übernommen werden
- schriftlichen Tagesplan an einem zentralen Punkt in der Wohnung platzieren
- Verantwortlichkeiten verteilen, auch die antriebsgeminderte Person soll Aufgaben übernehmen (z. B. morgens die Zeitung kaufen)
- Beratung durch Fachtherapeuten, welche Anforderungen der erkrankte Partner im Alltag bewältigen kann und was eine Überforderung darstellt (bei Entlassung Liste erstellen)

- jeden Ansatz von Aktivität oder Vorschlägen verstärken
- Die antriebsgeminderte Person darf auch mal dasitzen und nichts tun.
- ein soziales Netz aufbauen: Verantwortung wird geteilt, andere Personen kümmern sich stunden-/tageweise um den Betroffenen
- eigene Kräfte schonen, Auszeiten nehmen, Unternehmungen ohne den kranken Angehörigen durchführen (Freunde treffen, ins Kino gehen, in die Sauna gehen)
- soziale Hilfsangebote (Nachbarschaftshilfe, Tagesbetreuung, in einigen Fällen auch Heimunterbringung) annehmen

Soziale Unterstützungsangebote zur Entlastung der Angehörigen

5.5 Reduzierte Impulskontrolle

Die Fähigkeit, einen Ärger-Impuls so zu kontrollieren, dass er nicht von aggressivem Verhalten begleitet wird, ist beeinträchtigt. Da aggressives Verhalten in der Therapiesituation meist nicht beobachtbar ist, sondern im häuslichen Umfeld auftritt, ist die Zusammenarbeit mit den Angehörigen bei dieser Problematik besonders wichtig.

Multimodaler Ansatz bei Störungen der Impulskontrolle

In der Behandlung von Störungen der Impulskontrolle verfolgen wir einen multimodalen Ansatz, bei dem verschiedene Therapieelemente kombiniert werden, um eine möglichst stabile und umfassende Verhaltensänderung zu bewirken.

Zu Beginn der Behandlung ist es günstig, eine Ärger- oder Erregungsskala von 0–100 einzuführen, damit immer wieder geprüft werden kann, wie stark der Ärger ist.

Die verschiedenen Therapieelemente stellen unterschiedliche Anforderungen an die motivationalen und kognitiven Fähigkeiten des Patienten. Wie bereits im Abschnitt 5.1.1 beschrieben, kann sich der Neuropsychologe bei schwer beeinträchtigten Patienten in der Frühphase v. a. auf Methoden zur Stimuluskontrolle konzentrieren. Bei geringer kognitiv beeinträchtigten Patienten bieten sich Methoden zum Selbstmanagement wie Edukation, Förderung der Körperwahrnehmung und kognitive Umstrukturierung an.

5.5.1 Stimuluskontrolle

Kognitive und/oder emotionale Überforderung ist in vielen Fällen der auslösende Stimulus bei gestörter Impulskontrolle. Folglich geht es bei der Stimuluskontrolle vor allem um die Analyse, welcher Aspekt zu Überforderung führt bzw. um die Reduktion von Anforderungen. Meist ist es die Aufgabe für das gesamte Behandlungsteam oder für die Angehörigen, zu überlegen, wie die

Anforderungen in einer Situation reduziert werden können, ohne dabei das Selbstwertgefühl des Patienten zu verletzen. Der Neuropsychologe nutzt hierbei die Beobachtungen der Angehörigen oder der Funktionstherapeuten in den Ärger auslösenden Situationen. Gleichzeitig kann es sinnvoll sein, dass der Patient lernt, eigene Signale von Erschöpfung zu erkennen, um selbst rechtzeitig z. B. eine Pause zu machen.

Ärger oft Ausdruck von Überforderung

5.5.2 Kontingenzmanagement durch Time-out

Ein häufig angewandtes Therapieelement zur Reduktion aggressiven Verhaltens ist Kontingenzmanagement durch Time-out, das bedeutet, dem Problemverhalten folgt eine Auszeit. Die Auszeit ist eine Wegnahme positiver Verstärker. Konkret kann dies bedeuten, dass der Sozialpartner kommentarlos für eine bestimmte Zeit den Raum verlässt und somit Aufmerksamkeit entzogen wird. Eine weitere Möglichkeit besteht darin, dass der Patient nach einem aggressiven Verhalten eine festgelegte Zeit in einem Time-out-Raum verbringt.

Time-out zur Durchbrechung von aggressivem Verhalten

Time-out sollte als Therapieelement eingesetzt werden, wenn sich aggressives Verhalten aufschaukelt oder das aggressive Verhalten der Vermeidung von unangenehmen Tätigkeiten dient.

5.5.3 Selbstmanagement

Folgende Elemente finden sich fast in jeder Verhaltensanalyse aggressiven Verhaltens:

- Die kurzfristige, das Verhalten aufrechterhaltende Konsequenz ist meistens entweder die Spannungsabfuhr, die Ablenkung von einer Anforderung oder das in dem Moment erlebte Machtgefühl.
- Die langfristigen Konsequenzen sind meistens soziale Ablehnung, Rückzug oder Angst des Gegenübers.
- Patienten haben oft ein schlechtes Gewissen, fühlen sich schuldig oder sind beschämt.

Die Art des aggressiven Verhaltens muss zusammen mit dem Patienten sehr genau analysiert werden. Das aggressive Verhalten kann sich in einem gereizten Tonfall, in Beleidigungen, Schimpfwörtern, lautem Schreien bis hin zu tätlich aggressivem Verhalten zeigen.

Bei der Analyse von Auslösesituationen muss aus der Beobachtung oder der Schilderung des Patienten, wann und wie aggressives Verhalten aufgetreten ist, geschlussfolgert werden, um welche Kategorie von Auslösesituation es sich handelt.

Kategorien von Auslösesituationen für aggressives Verhalten

Auslösesituationen für Ärger

- Überforderung (z. B. bei verringerter Frustrationstoleranz oder Belastbarkeit)
- Kränkungen
- Störung einer zielgerichteten Tätigkeit
- Widerspruch
- Erlebte Ungerechtigkeit
- Verletzen der Privatsphäre
- Eifersucht
- Antipathien
- Freiheitseinschränkungen

Obwohl es zahlreiche Auslösesituationen gibt, spielt bei hirngeschädigten Patienten Überforderung oder Kränkung häufig eine wesentliche Rolle.

Bei den Kognitionen, die zwischen der Auslösesituation und dem Gefühl des Ärgers vermitteln, treffen wir häufig auf generalisierte Einstellungen, die ein „Versagen" in der Situation verbieten. Beispiele sind:

- „Das muss ein Mann können!"
- „Hilfe benötigen ist peinlich!"

Wertschätzende Haltung des Patienten aufbauen, um schambesetztes Verhalten offen besprechen zu können

Um bei dem Patienten eine Änderungsmotivation aufzubauen, sollte der Neuropsychologe empathisches Verstehen für die auslösenden Kognitionen und für den Wunsch, die unangenehme Anspannung loszuwerden, aufbringen. Dies ist besonders wichtig, da die Verhaltensanalyse bei aggressivem Verhalten als Darstellung von Versagen erlebt werden kann, wofür sich die Patienten oft schämen. Durch ein Beziehungsangebot „Ich akzeptiere dich, gleichgültig, was du getan hast" kann diesem Schamgefühl und einer möglichen Vertuschungstendenz entgegengewirkt werden. Ebenfalls entlastend kann die Information sein, dass auch andere Menschen (nicht nur Patienten) in Überforderungssituationen aggressiv reagieren.

Konfrontation ohne tragfähige therapeutische Beziehung kann innere Abwehr verstärken

Der sorgfältige Aufbau einer tragfähigen Beziehung kann aus unserer Erfahrung nicht genügend betont werden. Zu frühes oder zu wenig empathisches Konfrontieren mit dem problematischen Verhalten intensiviert das Gefühl der Scham. Damit werden die innere Abwehr und der Widerstand des Patienten, sich mit diesem Thema zu befassen, verstärkt.

Im Anschluss an das empathische Beziehungsangebot erfolgt das Herausarbeiten der langfristig negativen Konsequenzen des aggressiven Verhaltens. Es sollte deutlich werden, dass diese den Zielen und Interessen des Patienten zuwiderlaufen.

Wenn das aggressive Verhalten immer wieder im Zusammenhang mit einer bestimmten Person steht, so muss auch das Verhalten der anderen Person in die Verhaltensanalyse mit einbezogen werden. Wenn beispielsweise ein Streit eines Ehepaares eskaliert, dann stellt das Verhalten des einen Partners immer einen Aggressionsauslöser für den anderen dar, sodass der Prozess sich wie ein Ping-Pong-Spiel aufschaukelt.

Folgendes Beispiel soll dies darstellen. Auslösesituation ist ein tropfender Wasserhahn.

Tabelle 9: Beispiel Auslösesituation Ärger

Hirnverletzte Person		Partner	
Gedanken	**Verhalten**	**Gedanken**	**Verhalten**
„Das muss ein Mann reparieren können!"	Schreit: „Was ist das schon wieder für ein Scheiß!"	„Hilfe, er wird alles kaputt machen!"	Fragt ängstlich: „Soll ich dir helfen?"
„Die traut mir ja gar nichts zu!"	Schreit: „Wo ist denn die Scheiß-Zange?"	„Oh je, er regt sich immer mehr auf!"	Sagt ängstlich: „Ich hol dir die Zange!"
„Die kennt sich ja viel besser aus!"	Dreht mit Gewalt am Gewinde.	„Hilfe, so geht alles kaputt!"	Fragt ängstlich: „Soll ich dir einen Lappen geben, damit nichts verkratzt?"
„Ich hasse sie, wenn sie meint, alles besser zu wissen!"	Wirft die Zange ins Becken, schreit: „Mach doch deinen Scheiß alleine!"	„Hilfe, gleich greift er mich an!"	Steht gelähmt da.
„Ich ertrage das/ sie nicht mehr!"	Rennt polternd und Tür schlagend raus.		

Aggressives Verhalten verursacht Beziehungskonflikte

Aggressives Verhalten kann zu massiven Beziehungsproblemen führen. In einem solchen Fall muss der Partner in die Therapie miteinbezogen werden und gemeinsam sollte alternatives Verhalten des Angehörigen in diesen Provokationssituationen geübt werden.

Bei der *kognitiven Umstrukturierung* werden Gedanken und Einstellungen verändert, die in einer Auslösesituation den Ärger hervorrufen. Die Veränderung dieser Einstellungen modifiziert die Intensität des Ärgers und damit die Auftretenswahrscheinlichkeit aggressiven Verhaltens.

Kognitive Umstrukturierung bei wenig beeinträchtigten Patienten

Methoden der kognitiven Umstrukturierung erfordern von dem Patienten gute kognitive Fähigkeiten, wie beispielsweise Abstraktionsvermögen, Verständnis für komplexe Zusammenhänge und die Fähigkeit zur Perspektivübernahme. Verfügt der Patient über diese kognitiven Fähigkeiten, so können die bekannten kognitiven Techniken wie Herausarbeiten von Gedanken und Einstellungen sowie das anschließende Debattieren und logische Hinterfragen dieser Gedanken eingesetzt werden.

Auch wenn Patienten diese Fähigkeiten aufgrund ihrer Hirnschädigung nicht mitbringen, muss auf das Therapieelement der kognitiven Umstrukturierung nicht vollständig verzichtet werden. Dann kann das „Einschleifen" alternativer Kognitionen, die als Formel angeboten und wiederholt werden, als Methode eingesetzt werden. Die Wirksamkeit dieser Methode ist auch von der Qualität der therapeutischen Beziehung abhängig. Nur wenn der Patient dem Neuropsychologen vertraut, wird er dessen Formeln und alternative Kognitionen übernehmen.

Tabelle 10: Aufbau alternativer Kognitionen

Modifikation von Ärger durch Aufbau alternativer Kognitionen		
Auslösesituation	**Ärger provozierende Kognition**	**Alternative Kognition**
Kleine Unaufmerksamkeit	„Ich darf keinen Fehler dulden."	„Jeder macht mal einen Fehler."
Freiheitseinschränkung	„Das ertrage ich nicht."	„Da stehe ich drüber."
Störung einer Tätigkeit	„Das ist eine Katastrophe."	„Fehler sind erlaubt. Nu mal langsam!"
Antipathie	„Es darf keine Unterschiede geben."	„Hier darf jeder machen, was er will."
Widerspruch	„Ich muss immer Recht behalten."	„Kritik ist das Salz in der Suppe."
Verletzen der Privatsphäre	„Ich muss immer respektiert werden."	„Da steh ich drüber."
Verletzen des persönlichen Stolzes	„Ich sterbe vor Scham."	„Da steh ich drüber."
Ungerechtigkeit	„Es muss immer gerecht zugehen."	„Es menschelt."
Eifersucht/Neid	„Was der andere hat, muss ich auch haben."	„Ich muss nicht wie alle. Ich muss nicht mit jedem."
Persönliche wunde Punkte	„Niemand darf etwas merken."	„Fehler sind erlaubt. Keiner ist perfekt."
Persönliche Schwächen	„Ich darf keine Schwächen haben."	„Es ist noch kein Meister vom Himmel gefallen."

Ein wichtiges Ziel ist, dass der Patient den *Unterschied zwischen aggressivem Affekt und aggressivem Verhalten* kennenlernt. Eine bestimmte Situation löst das Gefühl des Ärgers aus. Der Patient soll lernen, das Gefühl zu erkennen und es sich zu zugestehen. Ziel ist es zu lernen, dass es verschiedene Möglichkeiten gibt, Ärger auszudrücken. Es gibt soziale Regeln, die festlegen, welches Verhalten des Ärgerausdrucks sozial akzeptiert ist und welche Verhaltensweisen als aggressives Verhalten sozial inakzeptabel sind.

Das Gefühl des Ärgers wertschätzen

Sozial kompetenten Ärgerausdruck erlernen

Dieses edukative Therapieelement hat oftmals eine verblüffende Wirkung. Wenn Patienten mit ihrem aggressiven Verhalten konfrontiert werden, beginnen sie häufig damit, sich zu rechtfertigen, dass sie sich geärgert haben. Dies kann – gerade im Dialog mit Angehörigen – zu einem langen Streitgespräch führen, in dem der eine das aggressive Verhalten kritisiert und der andere sein Gefühl des Ärgers rechtfertigt. Durch die Unterscheidung, dass das Gefühl des Ärgers akzeptiert und berechtigt ist, dass aber das aggressive Verhalten als Ausdruck des Ärgers sozial inakzeptabel ist, kann der Patient deutlich entlastet werden.

Ärger ist von einer psychovegetativen Reaktion begleitet, die den ganzen Körper betrifft. Entwicklungsgeschichtlich ist der ursprüngliche Sinn dieser psychovegetativen Reaktion die Vorbereitung des Körpers auf einen Angriff oder auf Flucht.

Dies wird in der folgenden Tabelle dargestellt.

Tabelle 11: Psychovegetative Symptome bei Ärger und deren Funktion

Symptom	Funktion des Symptoms
Aufsteigende Körperspannung, Erhöhung des Muskeltonus	Erhöhung der Reaktionsschnelligkeit der Muskulatur
Aufsteigende Hitze	Verbesserung der Durchblutung der Muskulatur
Herzklopfen, Erhöhung der Pulsfrequenz	Erhöhung der Reaktionsbereitschaft
Anspannung bis Erstarrung der Gesichtsmuskulatur	Drohgebärde zur Abschreckung des Gegners
Starrer Blick	Verbesserung der Wahrnehmung von Bewegungsänderungen
Einengung der Gedanken	Fokussierung der Aufmerksamkeit

Die Körperreaktion geht dem Gefühl des Ärgers voraus. Folglich kann der Patient, wenn er auf seine Körperreaktionen achtet, lernen, ein angemessenes Verhalten dem aggressiven Verhaltensimpuls vorzuschalten.

Vegetative Ärgerreaktion kann als Warnsignal genutzt werden

Übungen zur *Verbesserung der Körperwahrnehmung* beinhalten, den Patienten das Gefühl des Ärgers in einer mittleren Stärke empfinden zu lassen und dann seine Wahrnehmung auf seinen Körper zu richten und erlebte Veränderungen zu beschreiben. Das Gefühl des Ärgers lässt sich zum einen durch die detaillierte Schilderung einer kürzlich zurückliegenden Ärgersituation hervorrufen. Eine weitere Möglichkeit ist die gezielte Provokation des Patienten im Rahmen eines Rollenspieles. Hierbei wird das Rollenspiel unterbrochen, sobald der Patient erste Ärgerreaktionen zeigt.

Wahrnehmung für vegetative Ärgersignale verbessern

Oftmals fällt es Patienten anfänglich sehr schwer, körperliche Signale wahrzunehmen. Hilfreich ist eine Gesprächsführung, bei der der Neuropsychologe nicht nur globale körperliche Veränderungen erfragt, sondern ganz gezielt die Wahrnehmung auf Muskelspannung, Wärme, Herzschlag, Blick und Gedanken lenkt. Der Patient kann unterstützt werden, indem der Neuropsychologe beobachtete körperliche Veränderungen beim Patienten benennt und prüft, ob dieser sie wahrnimmt. Die häufigsten erkennbaren körperlichen Veränderungen sind erhöhter Muskeltonus im Rücken, in den Händen, im Kiefer oder aber Gesichtsröte. Videofeedback kann hierbei eine unterstützende Methode sein.

Der Patient lernt die körperlichen Symptome des Ärgers als Hinweisreiz zu nutzen, um die Impulskontrolle zu verbessern.

Es kommen vor allem drei Methoden zum Einsatz:

Entspannungstechnik zur Reaktionsverhinderung

- *Durchführung von Entspannungstechniken in der Ärgersituation.* Dies kann in der Therapiesituation ähnlich dem Konzept der systematischen Desensibilisierung geübt werden. Als Entspannungstechniken haben sich v.a. Atemübungen oder Techniken aus der Hypnotherapie, wie z.B. die Imagination deeskalierender Bilder bewährt. Diese können auch an taktile Erinnerungsstücke gekoppelt werden, die die deeskalierende Visualisierung auslösen. Beispiele hierfür sind ein Kieselstein in der Hosentasche, der in die Hand genommen wird, oder das Bild eines Dampfkessels, das am Armaturenbrett im Auto klebt.

Körperliche Anstrengung zur Spannungsabfuhr

- *Methoden, der Energieabfuhr.* Dies kann jegliche Form von körperlicher Anstrengung sein, bis hin zu Handgrips (erhältlich im Sportgeschäft zum Training der Handmuskulatur) in der Hosentasche, die bei Ärger benutzt werden.

Selbstgesetztes Time-out

- *Selbstgesetztes Time-out.* Hierbei lernt der Patient, bei aufkommendem Ärger die Situation zu verlassen, um aggressives Verhalten zu vermeiden.

Alternatives Ärgerverhalten im Rollenspiel üben

Unverzichtbarer Bestandteil in einem multimodalen therapeutischen Vorgehen bei Störungen der Impulskontrolle ist der *Aufbau von sozial angemessenem Ärgerausdruck.* Zum Verhaltensaufbau reicht die Besprechung alternativer Verhaltensweisen nicht aus, es erfordert die Durchführung von Rollenspielen, in denen das erwünschte Verhalten ganz konkret und wiederholt geübt wird. Hierbei stehen folgende Verhaltensweisen im Vordergrund:

- sich entschuldigen, nachdem aggressives Verhalten aufgetreten ist
- bei starkem Ärger aus dem Kontakt gehen
- nein sagen, wenn man etwas nicht tun will
- den Sozialpartner über mögliches aggressives Verhalten als Folge der Hirnschädigung informieren

Die Rollenspiele können einzeltherapeutisch oder besser im Rahmen eines Sozialen Kompetenztrainings (siehe 5.1.4) geübt werden.

Therapeutisches Vorgehen bei reduzierter Impulskontrolle (nach Stewart & Alderman, 2010)

Zur Illustration des therapeutischen Vorgehens bei reduzierter Impulskontrolle beschreiben Stewart und Alderman (2010) folgenden Fall: Es handelt sich um einen sehr schwer beeinträchtigten Patienten, der aufgrund seines aggressiven Verhaltens bereits mehrere therapeutische Einrichtungen verlassen musste. Neben seinem auffälligen Verhalten bestanden eine schwere Gedächtnis- und Exekutivfunktionsstörung sowie eine fehlende Awareness für seine Verhaltensauffälligkeiten. Bei diesem Fall zeigen die Autoren ein Vorgehen, welches sich eignet, wenn durch das aggressive Verhalten Vermeidung aufrechterhalten wird. In dem konkreten Fall trat das aggressive Verhalten vor allem auf, wenn das Pflegepersonal den Patienten zur persönlichen Hygiene anhielt. Über einen Baseline-Beobachtungszeitraum von 12 Wochen wurde 4.328 Mal aggressives Verhalten (86 % verbale Aggression, 9 % Autoaggression, 5 % Handlungsaggression) registriert. Dies trat zu 97 % während der persönlichen Hygiene auf. Sein aggressives Verhalten führte regelmäßig dazu, dass Hygienehandlungen abgebrochen wurden, sodass letztlich das Verhalten des Patienten verstärkt und aufrechterhalten wurde, da er die ungeliebten persönlichen Hygienemaßnahmen durch sein aggressives Verhalten vermeiden konnte. Versuche, Verhalten, das mit Aggressivität inkompatibel ist, differenziell zu verstärken, hatten bei diesem Patienten keinerlei Effekt. Dagegen konnte eine Kombination aus „Time Out on the Spot" (bei Auftreten von aggressivem Verhalten wurde die Waschhandlung unterbrochen und dem Patienten für zwei Minuten Aufmerksamkeit entzogen) mit anschließend fortgesetzter Aufforderung, die Handlung zu Ende zu führen (Vermeidung wird durchbrochen), das Verhalten deutlich reduzieren. Erst die Time-out-Maßnahme machte es möglich, den Patienten fortgesetzt zu den fehlenden Hygienemaßnahmen aufzufordern, da im Vorfeld Situationen stets eskaliert waren und in lautem Schreien, dem Werfen von Gegenständen oder auch selbstschädigendem Verhalten (den Körper gegen die Fliesen werfen) einhergegangen waren. Durch das Time-out war es möglich, dass der Patient sich beruhigte und anschließend erneut die Aufforderung (Cueing) erfolgen konnten.

5.6 Evidenz

Es gibt eine Reihe von Übersichtsarbeiten, die die Evidenz von Studien zur Behandlung von Verhaltensstörungen bewerten:

Wiart et al. (2016) führten eine systematische Literaturrecherche und anschließend eine Expertenbefragung durch, um im Auftrag der französischen Gesundheitsorganisationen zu Empfehlungen für die nicht-pharmakologische Therapie von Verhaltensstörungen nach Hirnschädigung zu kommen. Unter 98 nach Relevanz ausgewählten Artikeln erfüllten 15 die Kriterien einer Stufe 2 Studie der evidenzbasierten Medizin. Andere Studien waren eher Fallberichte oder Expertenmeinungen. Sie kommen zu dem Ergebnis, dass für Holistische Ansätze, die in strukturierten Programmen durchgeführt werden, für die kognitive Verhaltenstherapie sowie für systemische Familientherapie eine Empfehlung ausgesprochen werden kann, auch wenn die Evidenz auf Basis wissenschaftlicher Studien weiterhin gering ist.

Wenige methodisch gute Wirksamkeitsstudien

McMillan (2013) kam in seiner Übersichtsarbeit zu dem Ergebnis, dass intensive holistische Rehabilitationsprogramme die soziale Wiedereingliederung und Selbstwirksamkeit fördern. Studien, die die Wirksamkeit verhaltenstherapeutischer Ansätze zur Behandlung von Verhaltensstörungen (z. B. Aggressivität) zeigen, haben schwächere Studiendesigns (keine Kontrollgruppen, Einzelfallstudien). Er sieht dennoch eine „begrenzte Evidenz“ für verhaltenstherapeutische Ansätze bei herausforderndem Verhalten. Ob neurobehaviourale Rehabilitation im häuslichen Umfeld genauso effektiv ist wie in stationären oder teilstationären Einrichtungen, bleibt fraglich. McMillan sieht Evidenz für Methoden zur Verbesserung der Selbsteinschätzung, allerdings können auch hier aufgrund methodischer Schwächen der Studien keine eindeutigen Schlussfolgerungen gezogen werden. Schließlich scheint auch die Emotionserkennung ein kritischer Faktor für gelingende soziale Interaktion zu sein.

Holistische Ansätze fördern soziale Integration

Auch ein Review von Cattelani et al. (2010) von 63 Studien ergab, dass sogenannte comprehensive-holistic rehabilitation programs, darunter sind postakute milieu-orientierte Rehabilitationsprogramme zu verstehen, die psychosoziale Funktionsfähigkeit der Patienten deutlich verbessern. Für Methoden der Applied Behaviour Analysis (entspricht der Stimuluskontrolle und dem Kontingenzmanagement) sowie für kognitiv-behaviourale Methoden (entspricht dem Selbstmanagementansatz) gab es ebenfalls eine Behandlungsempfehlung. Die Einteilung der Studien in die drei unterschiedlichen Therapiemethoden ist unseres Erachtens eine theoretisch begründete Trennung, die vor allem im Studienkontext sinnvoll ist. In der klinischen Praxis hingegen können und sollten Interventionsmethoden aus unterschiedlichen Ansätzen, orientiert an den Bedürfnissen des Patienten, kombiniert werden und, wenn möglich, eingebettet sein in ein milieutherapeutisches Konzept.

Behandlungsempfehlung für kognitiv-behaviorale Methoden

In einer weiteren Überblicksarbeit mit über 59 Studien kommen Ylvisaker et al. (2005) ebenfalls zu dem Ergebnis, dass für behaviorale Methoden eine klinische Empfehlung (practice guideline) gegeben werden kann. Ylvisaker und Kollegen stellten darüber hinaus fest, dass sich die Methoden der untersuchten therapeutischen Interventionen über die letzten dreißig Jahre verändert haben. In älteren Arbeiten wurden eher traditionelle Methoden wie Verhaltensmodifikation/Kontingenzmanagement für hirnverletzte Patienten untersucht. Häufig wurden sie in spezialisierten Einrichtungen durchgeführt. In jüngeren Arbeiten werden eher Ansätze des „positive behaviour support" untersucht. Darunter verstehen die Autoren die Stimuluskontrolle von externen und internen Stimuli, Umweltstrukturierung, Etablieren täglicher Routinen, Durchführen sinnvoller Tätigkeiten, positive Kommunikation und Anleitung von Sozialpartnern, um dadurch die Wahrscheinlichkeit für angemessenes Verhalten zu erhöhen. Anders ausgedrückt – es werden Bedingungen geschaffen, unter denen der Patient möglichst erfolgreich ist. Diese Interventionen finden in der Regel in natürlicher Umgebung (Arbeit, Schule, zu Hause) statt. Unsere therapeutische Herangehensweise würden wir ebenfalls dem „positive behaviour support"-Ansatz zuordnen, da die Ressourcenorientierung, die wertschätzende Grundhaltung und Bedingungen, die den Patienten erfolgreich sein lassen, wichtige Prinzipien unserer therapeutischen Arbeit sind.

Neuere Studien „positive behavior support"

Ressourcenorientierte Therapie im natürlichen Setting

In einem späteren Review von 65 Studien bezogen Ylvisaker und Kollegen (2007) zusätzlich auch Studien mit hirngeschädigten Kindern ein. Es wurde eine Behandlungsempfehlung für Kontingenzmanagement und „positive behaviour support"- Ansätze gegeben.

Brodaty und Burns (2012) haben eine systematische Übersicht mit 56 behavioralen Interventionsstudien zur Behandlung von Antriebsstörungen bei Demenzerkrankungen zusammengestellt. Zu beachten ist, dass bei Demenzpatienten Therapieeffekte aufgrund der fortschreitenden Degeneration noch schwieriger zu erzielen sind als bei erworbener Hirnschädigung. In den Studien wurden sehr unterschiedliche Interventionsmethoden untersucht, wie körperliches Training, Musik, multisensorische Stimulation, tiergestützte Verfahren, „Special care programming" (hierunter ist wohl am ehesten aktivierende Pflege zu verstehen) und „therapeutische Aktivitäten". Die meisten Studien bezogen sich auf Heimbewohner. Die neuropsychologisch-verhaltenstherapeutischen Ansätze finden sich am ehesten unter den „therapeutischen Aktivitäten". Bei fünf Studien dauerte die Behandlung länger als ein Jahr und in 23 Studien dauerte die Therapie vier Wochen oder weniger. Die methodische Qualität war für die Studien, in denen „therapeutische Aktivitäten" untersucht wurden, höher, auch wenn nicht immer ein randomisiertes Kontrollgruppendesign (RCT-Design) verwendet wurde. Unter den „therapeutischen Aktivitäten" befanden sich kognitive Stimulation, kreative Aktivitäten, Kochen sowie verhaltensmodifikatorische Techni-

Aktivierung reduziert Apathie

ken. Vor allem konnte dann ein positiver Effekt auf die Apathie nachgewiesen werden, wenn die früheren Aktivitäten der Patienten berücksichtigt wurden.

In einer weiteren Übersichtsstudie zur Apathiebehandlung mit 28 Arbeiten von Lane-Brown und Tate (2009b) wurden Patienten mit SHT, Demenz, vaskulären Erkrankungen und Encephalitis untersucht, wobei die Mehrzahl der Studien mit Demenzpatienten durchgeführt wurden. Die Autoren kommen zu dem Schluss, dass die Wahl der Therapie auf Basis der Schwere der Störung getroffen werden sollte. Zusammenfassend beschreiben die Autoren Musiktherapie als wirksam für Patienten mit schweren Störungen (in dieser Gruppe wurden ausschließlich Demenzpatienten behandelt). In einer Studie konnte hierbei gezeigt werden (Holmes et al., 2006), dass gemeinsames aktives Musizieren einen größeren Effekt hatte als Musik passiv anzuhören. Die Studien mit Patienten mit leichter bis mittlerer Apathie waren häufig von geringerer methodischer Qualität. Hier wurden vor allem kognitive Rehabilitationsangebote eingesetzt. Die individualisierte Therapie wird auch hier für besonders indiziert angesehen. In einer gut kontrollierten Studie konnte die Wirksamkeit eines Trainings nachgewiesen werden, in dem die Handlungsinitiierung als kognitive Komponente der Apathie durch den Einsatz externer Hilfsmittel wie Checklisten und elektronische Hilfen verbessert wurde. Auch konnte gezeigt werden, dass Studien, die sich auf ein umschriebenes Verhalten fokussierten, bessere Erfolge erzielten, als solche, die verschiedene Therapieziele gleichzeitig verfolgten.

Gemeinsam Musizieren aktiviert schwer betroffene Apathie-Patienten

Externe Hilfsmittel und Checklisten erleichtern Handlungsinitiierung

Individualisiertes Vorgehen in Gruppenstudien kaum untersuchbar

Problematisiert wird in allen Überblicksarbeiten, dass es bisher nur wenige methodisch hochwertige Studien gibt.

Die Tatsache, dass randomisierte Gruppenstudien selten sind, betont eher die hohe Relevanz individualisierter Interventionsmaßnahmen, als dass es die Therapiemethoden selbst infrage stellt. Es lassen sich eine Reihe von Einzelfallstudien identifizieren, die selbst bei Patienten mit schwersten Verhaltensauffälligkeiten Behandlungseffekte nachweisen können. Hier ist besonders die Arbeitsgruppe von Alderman et al. zu erwähnen (z.B. Stewart & Alderman, 2010; Alderman, 2003; Alderman & Burgess, 1994). Die Arbeiten zeigen sehr deutlich, dass für die Wirksamkeit der Interventionsmethoden neben einer sorgfältigen Verhaltensanalyse stets auch das kognitive Leistungsprofil der Patienten zu berücksichtigen ist. So schränkt eine schwere Gedächtnisstörung die Fähigkeiten der Patienten ein, Vereinbarungen bezüglich eines Zielverhaltens zu erinnern. Verstärker-Kontingenzen müssen ebenfalls an die Erinnerungsleistung des Patienten angepasst werden. Das Vorhandensein exekutiver Störungen schränkt darüber hinaus die Möglichkeiten der Patienten, ihr Verhalten zu planen und zu überwachen, deutlich ein. Entsprechend sollten die Interventionsstrategien so ausgewählt werden, dass sie die kognitiven Einschränkungen möglichst kompensieren.

Einzelfallstudien belegen Behandlungsmöglichkeiten bei schweren Verhaltensstörungen

Kognitive Leistungsfähigkeit muss berücksichtigt werden

Neben der erkennbaren Verhaltensstörung steht für eine Reihe von Autoren die Wiederherstellung einer persönlichen Identität im Vordergrund der Therapie, wozu sowohl Kompensationsstrategien als auch die Anpassung an die neue Lebenssituation gehören. Die Identität steht traditionell im Mittelpunkt holistischer Rehabilitationsprogramme (z.B. Ben-Yishay, 1996; Prigatano, 1986). Doch auch in jüngerer Zeit wurde das Verhältnis zwischen Hirnschädigung, Identität und Anpassung wieder ins Zentrum des therapeutischen Vorgehens gerückt (Gracey & Ownsworth, 2008). So konnten auch Wood und McMillan (2013) zeigen, dass mangelnde Empathie und fehlende Selbstwahrnehmung kritische Faktoren für das Entstehen von sozialer Isolation, dem Scheitern im Beruf sowie Langzeitarbeitslosigkeit darstellen.

Die Einbeziehung von Angehörigen in die Therapie wurde von Togher et al. (2013) untersucht. Die Autoren verglichen die Wirksamkeit eines Kommunikationstrainings bei Patienten nach SHT mit und ohne Beteiligung der Angehörigen. Zusätzlich gab es eine Kontrollgruppe ohne Intervention. Unter beiden Bedingungen konnten die Patienten ihr Kommunikationsverhalten gegenüber der Kontrollgruppe verbessern, bei Einbezug der Angehörigen waren die Ergebnisse jedoch besser.

Einbezug der Angehörigen erhöht Wirksamkeit

6 Fallbeispiel

F. N., 30 J., SHT vor 11 Jahren

Als Fallbeispiel wurde bewusst ein junger Patient gewählt, dessen Hirnschädigung schon Jahre zurückliegt, um zu zeigen, dass auch in einer späteren Rehabilitationsphase, in der das Verhaltensproblem bereits chronifiziert war, die neuropsychologische Therapie mit dem Ziel der Veränderung des Sozialverhaltens möglich und sinnvoll ist. Der Patient F. N. wurde sieben Wochen stationär von der Autorin A. S. behandelt und 6 Monate ambulant von der Autorin C. W.

Therapie auch bei chronischen Störungen

6.1 Anamnese

Grund für stationäre Aufnahme. Der Kostenträger (Berufsgenossenschaft) leitete eine Behandlung ein, da der Arbeitsplatz von F. N. in einer Werkstatt für behinderte Menschen (WfbM) gefährdet war.

F. N. wurde vom aktuellen Arbeitsplatz, einer Abteilung der WfbM suspendiert, da es wiederholt zu Situationen mit aggressivem Verhalten gekommen war. Ausschlaggebend waren zwei Situationen: F. N. hatte bei einer Meinungsverschiedenheit einen Arbeitskollegen aus dem Rollstuhl geworfen. In einer anderen Situation hatte er einen Kollegen angespuckt. Darüber hinaus zeigte er weiblichem Personal gegenüber distanzloses Verhalten, machte sexuelle Kommentare und hatte auch schon getätschelt.

Anamnese. F. N. ist Einzelkind. Die Eltern betreiben eine Gastwirtschaft in einem kleinen Dorf. F. N. wurde von Mitschülern und anderen Dorfkindern gehänselt und abgelehnt. In der Freizeit half er in der Gastwirtschaft aus. Nach der mittleren Reife lebte F. N. ein halbes Jahr in Indien. Nach seiner Rückkehr verlor er den Kontakt zu früheren Mitschülern, hatte keine Zukunftspläne und ging keiner sinnvollen Beschäftigung nach. Im Alter von 19 Jahren musste er gegen seinen Willen eine Arbeitsbeschaffungsmaßnahme als Schreiner beginnen. Er verunglückte mit dem Auto auf dem Weg zur Arbeit, weshalb die Berufsgenossenschaft Kostenträger wurde.

Seit dem Unfall befindet sich F. N. durchgängig in Rehabilitations- und Behinderteneinrichtungen. Zum Zeitpunkt der stationären Aufnahme wohnte er in einer Drei-Personen-Wohngemeinschaft mit 24-Stunden Betreuung als Rufbereitschaft. Er arbeitete in einer Werkstatt für behinderte Menschen.

Er war ledig, alleinstehend und hatte keine Kinder, er hatte noch nie eine Freundin und es bestand ein starkes Bedürfnis nach einer Partnerschaft. Er hatte wenige Arbeitskollegen, die er nett fand, aber keine Freunde, mit denen er etwas unternahm. In der Freizeit streunte er in der Stadt herum oder spielte am PC. Er hatte seit dem Unfall einmal eine betreute Urlaubsreise gemacht. Seine Eltern besuchte er ca. drei bis vier Mal im Jahr.

Fremdanamnese. Die Mutter berichtete, dass F. N. als Kind und Jugendlicher ruhig und eher ein Einzelgänger war, er sei spät in die Pubertät gekommen. Seit dem Unfall reagiere er impulsiv, leicht aggressiv vor allem bei Kritik, er komme aber rasch wieder „runter". Er habe ein schwaches Nervenkostüm und sei in der Pubertät stecken geblieben. Er verhalte sich distanzlos, rülpse, sei unzuverlässig, könne keine Ordnung halten und habe Konflikte mit Mitbewohnern.

6.2 Befunde

F. N. erlitt ein Schädelhirntrauma mit kleinen Kontusionsblutungen frontal rechts und occipital links und einer diffusen axonalen Schädigung. Außerdem bestand der Verdacht auf eine hypoxische Hirnschädigung. Infolge entwickelte sich ein mehrwöchiges apallisches Syndrom.

Motorik. Es bestanden Restsymptome einer spastischen Tetraparese. Er konnte laufen, hatte aber eine Koordinationsstörung, Gleichgewichtsprobleme sowie eine Ataxie.

Sprache/Sprechen. Es lag eine ataktische Dysarthrophonie vor.

Kognition. Verlangsamung, unterdurchschnittliche geteilte Aufmerksamkeit, verbales Arbeitsgedächtnis reduziert, visuelles Arbeitsgedächtnis normal, Lernen und längerfristiges Behalten von isolierten Informationen und Texten durchschnittlich, exekutive Funktionen: bei einfachen Aufgaben systematisch, Probleme bei komplexeren Aufgaben: vorschnell, unstrukturiert, Kapazitätsprobleme, Wortflüssigkeit lexikalisch und semantisch reduziert.

Verhalten. Im Kontakt war F. N. freundlich, die Stimmung war ausgeglichen. Der Antrieb war im strukturierten Stationsalltag unbeeinträchtigt. Äußerlich wirkte er ungepflegt, hatte verschmutzte Kleidung an, die Hose (meist eine Jogginghose) rutschte fast bis zum Gesäß. Er hatte Körpergeruch. Er platzte in Gespräche hinein und zeigte distanzloses Verhalten (zu naher Körperkontakt, anzügliche Kommentare, unangemessene Witze mit sexuellem Inhalt). Im Gespräch war er verlangsamt, benötigte Zeit zum Nachdenken und verlor manchmal den Faden. In Situationen, in denen er sich im Recht fühlte, reagierte er gereizt und wurde laut.

Diagnose. Nach ICD-10 ist eine organische Persönlichkeitsstörung bei Zustand nach Schädelhirntrauma (F07.0) zu diagnostizieren. Es besteht eine organisch bedingte Verhaltensstörung mit folgenden Symptomen:

- Verletzen sozialer Regeln:
  - distanzgemindert
  - drängt sich anderen auf
  - spricht Frauen mit „markigen" Sprüchen an
  - hält sich nicht an Absprachen
  - Vernachlässigung des Äußeren (Körpergeruch, ungewaschene und ausgeleierte Kleidung, herunterhängende, ausgebeulte Hose)
  - rülpst
- Gestörtes Kommunikationsverhalten:
  - platzt in Gespräche mit parodierenden Kommentaren am Thema vorbei
  - witzelt
- Mangelnde Empathie und soziale Wahrnehmung:
  - kann nicht wahrnehmen, wie er wirkt und andere auf ihn reagieren
- Impulskontrollstörung:
  - fühlt sich sofort angegriffen und provoziert
  - reagiert mit verbaler und tätlicher Aggression (Schreien, Spucken, aus dem Rollstuhl werfen)

Verhaltensanalyse. Im Folgenden werden zwei Verhaltensanalysen dargestellt: eine für das Problemverhalten *Aggressivität* und eine für *distanzgemindertes Verhalten*:

Tabelle 12: Beispiele für Verhaltensanalysen

Aggressives Verhalten			
S	O	R	K
Kollege: „Ich werde Vater! Und wann ist es bei Dir soweit?“	*Organ.:* Impulsstörung Soziale Regeln ↓ Keine Einsicht *Lebensgeschichtl.:* Selbstwertproblem, Bedürfnis nach Anerkennung und Bindung	Emotion: Wut, Kränkung Kognition: „Der soll merken, wie beleidigt ich bin!“ Verhalten: Dem anderen ins Gesicht spucken	*kurzfristig:* Wut lässt nach → Spannungsreduktion ($\not{C}^-$) *längerfristig:* Rückzug der anderen: „Der ist unberechenbar.“ Suspendierung von Arbeitsstelle
Distanzgemindertes Verhalten			
Zwei unbekannten Studentinnen auf der Straße begegnen.	*Organ.:* Distanzminderung Soziale Regeln ↓ Keine Einsicht *Lebensgeschichtl.:* Selbstwertproblem, Bedürfnis nach Anerkennung und Bindung, fehlende soziale Kompetenz bei Kontaktaufnahme	Emotion: Interesse Kognition: „Ich muss zeigen, dass ich ein echter Mann bin!“ Verhalten: Laut zurufen: „Wollt ihr ein Kind von mir?“	*kurzfristig:* Studentinnen lachen peinlich berührt → Aufmerksamkeit (C^+) Bestätigung, witzig zu sein, da nonverbal abweisende Reaktionen nicht wahrgenommen werden (C^+) *längerfristig:* Andere gehen ihm aus dem Weg, meiden ihn Selbstwertproblem nimmt aufgrund der Erfolglosigkeit zu

6.3 Therapieziele

Therapieziele im Bereich der neuropsychologischen Therapie waren für die gesamte Behandlung folgende:

6.3.1 Kognitiv-edukative Ziele

- Erkennen, dass er ungepflegt ist und damit „abstoßend“ auf andere wirkt
- Auslöser für aggressives Verhalten erkennen
- Akzeptieren, dass aggressives Verhalten sozial inadäquat ist, auch wenn man im Recht ist
- Erlernen einer Liste mit sozialen Regeln (angemessenes/unangemessenes Sozialverhalten)

6.3.2 Verhaltensziele

- auf angemessene Körperpflege achten, saubere Kleidung tragen
- nicht in Gespräche platzen
- sich im Patientenspeiseraum und später am Arbeitsplatz sozial angemessen verhalten (nicht rülpsen)
- Strategien erlernen, wie er in kritischen Situationen reagieren kann
- im Rollenspiel und später am Arbeitsplatz in Provokationssituationen ruhig bleiben
- Erlernen einer sozial angemessenen Kontaktaufnahme mit Arbeitskollegen oder mit Fremden

6.4 Stationäre Therapie

F. N. erhielt während der stationären neurologischen Behandlung pro Woche 24 Therapiestunden á 50 Minuten, davon drei neuropsychologische Einzeltherapiestunden und zwei Stunden Soziales Kompetenztraining. Zusätzlich fand Kunsttherapie zur Stärkung vorhandener Ressourcen statt.

Therapieauftrag. F. N. konnte zu Beginn der Behandlung angeben, dass er wegen seines Verhaltens komme, da er in einigen Situationen überreagiert und sich verteidigt habe. So bestand eine gewisse Änderungsmotivation, auf die aufgebaut werden konnte.

Aus den Verhaltensanalysen ließen sich folgende Interventionen ableiten:

Umweltmodifikation. Eine Veränderung oder Vermeidung auslösender Situationen war im Stationsalltag nicht möglich. Bezüglich des aggressiven Verhaltens waren Situationen auslösend, in denen sich F. N. kritisiert oder ausgelacht fühlte. Zu distanzgemindertem Verhalten kam es, wenn er anderen Menschen, im Besonderen Frauen, begegnete.

Modifikation auslösender Bedingungen am Arbeitsplatz

Als Intervention wurde mit dem Arbeitgeber die Versetzung in eine andere Abteilung der WfbM vereinbart, die klarere Strukturen hat und in der ein Einzelarbeitsplatz eingerichtet wurde.

Verhaltensmodifikation. Das Rehabilitationsteam wurde dazu angeleitet, ein kontingentes Reaktionsverhalten zu zeigen. Dies war Lob für jedes angemessene Verhalten wie angemessene Kleidung, „ruhig bleiben" in kritischen Situationen, abwarten können. Nachdem dies mit Herrn F. N. in der neuropsychologischen Therapie vereinbart wurde, bekam er auch Rückmeldung in Situationen, in denen er gereizt oder aggressiv reagierte („Merken Sie, dass sie gereizt sind, erklären Sie mir das bitte in einem ruhigen Ton.").

Klare Absprachen zu kontingentem Verhalten im Team

Auch in der Einzeltherapie wurde jedes angemessene Verhalten positiv verstärkt. („Heute sieht Ihr Pullover richtig gut aus, ganz ohne Flecken", „Das war eine herausfordernde Situation für Sie, dass die Pflegekräfte nicht gleich Zeit für Sie hatten und Sie sind ruhig geblieben und haben geduldig gewartet. Klasse!"). Herr F. N. reagierte positiv auf die Anerkennung und es entwickelte sich rasch eine stabile therapeutische Beziehung, sodass auch konfrontierend und mit Humor gearbeitet werden konnte. Jede Stunde begann damit, zu bilanzieren, ob seit der letzten Therapiestunde problematische Verhaltensweisen oder kritische Situationen aufgetreten waren und es erfolgte eine differenzielle Verstärkung.

Positive Rückmeldung stärkt therapeutische Beziehung

Differenzielle Verstärkung in der Einzeltherapie

Selbstmodifikation. Mit Herrn N. wurden kritische Auslösesituationen für aggressives Verhalten erarbeitet. Dabei erkannte er, dass es sogenannte wunde Punkte (Sexualität, Partnerschaft) gab, auf die er leicht aggressiv reagierte, ebenso, wenn ihn jemand kritisierte oder wenn er sich ausgelacht fühlte. Mögliche kritische Situationen wurden immer wieder besprochen und bilanziert. Anhand von „Miniverhaltensanalysen" wurden die mittel- und längerfristigen negativen Konsequenzen seiner Problemverhaltensweisen erarbeitet. F. N. verstand rasch, dass er durch bestimmte Verhaltensweisen von Mitmenschen gemieden wurde und genau das passierte, was er eigentlich nicht bezweckte. Durch Informationsvermittlung (Psychoedukation) begriff F. N., dass die Impulskontrollstörung eine organische Folge des SHTs ist. Es wurde Regelwissen über soziales Verhalten erarbeitet (z. B. „Eine unbekannte Krankenschwester grüßt man nicht per Handschlag auf dem Krankenhausgang") und schriftlich festgehalten. Dadurch, dass er relativ gute kognitive Leistungen hatte, war es möglich, an der Veränderung von handlungsleitenden Kognitionen, wie „Wenn ich im Recht bin, darf ich aggressiv reagieren." oder „Aggressive Menschen sind selbstbewusst und stark und werden bewundert." zu arbeiten. In einem sokratischen Dialog konnte der Zusammenhang zwischen Selbstwertgefühl und Aggressivität erarbeitet und die zugrunde liegenden Kognitionen verändert werden. So konnte beispielsweise ein neuer Leitgedanke erarbeitet werden: „Ich bin stark, wenn ich mich kontrollieren kann."

Psychoedukation zu sozialen Regeln

Modifikation dysfunktionaler Kognitionen

Im Videofeedback sollte F. N. sein eigenes Verhalten auf Video beurteilen. So wurde er beispielsweise von hinten gefilmt, als er mit hängender Hose den Therapieraum verließ, sodass Teile des Gesäßes sichtbar waren. Bei dieser Konfrontation wirkte er kurzzeitig betroffen und wollte Unterstützung, um

Videofeedback

seine äußere Wirkung zu verändern. Um die Verhaltenskontrolle zu verbessern, wurden in Rollenspielen mit Videofeedback Provokationssequenzen geübt. F. N. wurde von der Neuropsychologin, die eine Mitbewohnerin spielte, auf wunde Punkte angesprochen und provoziert. F. N. sollte trotz der Provokation ruhig bleiben, was ihm in diesen Übungssituationen gut gelang.

Soziale Regeln schriftlich notieren

Immer, wenn neue angemessene oder unangemessene Verhaltensweisen besprochen wurden, wurden diese in einer Tabelle notiert. Bei Entlassung sah diese Tabelle folgendermaßen aus:

Dichotomie erwachsenes vs. kindliches Verhalten einführen

Tabelle 13: Angemessene und unangemessene Verhaltensweisen im Therapieverlauf

Sozial angemessenes Verhalten = erwachsenes Verhalten	Sozial unangemessenes Verhalten = kindlich-pubertäres Verhalten
• geordnete Kleidung • saubere Kleidung • täglich mit Seife duschen, dadurch gepflegtes Äußeres • nicht popeln • beim Gähnen Hand vor dem Mund • in der Arbeit Arbeitshaltung einnehmen (d. h. aufrecht, Körperspannung, aufmerksam) • unbekannte hübsche Frauen grüßen, anlächeln • auf Gesprächspause warten, wenn sich andere unterhalten • trotz Provokation ruhig bleiben	• Hose hängt auf Halbmast, Hüftspeck schaut raus • verschmutzte Kleidung • ich muffele • popeln, an der Nase herummachen, rülpsen, gähnen ohne Hand vor dem Mund • in der Arbeit dasitzen „wie ein nasser Sack" • unbekannte hübsche Frauen mit Handschlag begrüßen, sexuelle Anmache, „dreckige" Witze • in Gespräche hineinplatzen, andere unterbrechen • gereizt reagieren, wenn mir etwas nicht passt

Soziales Feedback in der Gruppe

Soziales Kompetenztraining. Im sozialen Kompetenztraining wurden folgende Themen bearbeitet, die für F. N. von Relevanz waren:

- Kann ich meinen schlechten Ruf ändern und wenn ja, wie?
- Es wurde ein aktueller Konflikt mit einem Mitpatienten analysiert und dessen Bewältigung erarbeitet. Beide Betroffenen konnten günstiges Verhalten im sozialen Kompetenztraining üben.
- Herr N. erhielt von den anderen Teilnehmern sehr direkte Rückmeldung über die Wirkung der „dreckigen" Witze und sexuellen Kommentare.

Ergebnis nach 7 Wochen stationärer Behandlung. F. N. wusste, welche Situationen kritische Auslöser für aggressives Verhalten waren. Er zeigte auf Station ein angemesseneres Verhalten, war höflicher, weniger fordernd und konnte besser abwarten, wenn Pflegekräfte nicht sofort Zeit für ihn hatten. Auch reagierte er in Situationen, in denen er kritisiert wurde, ruhig. Ebenso konnte er bei stärkeren Provokationen in Rollenspielsituationen Ruhe bewahren. Insgesamt gab es während des stationären Aufenthalts drei Situationen, in denen

Herr N. lauter geworden war, Handlungsaggression trat nie auf. Das distanzgeminderte Verhalten konnte allerdings kaum beeinflusst werden.

F. N. achtete etwas besser auf saubere, geordnete Kleidung, wirkte deshalb aber dennoch nicht gepflegt.

Obwohl sich die Verhaltenskontrolle verbesserte hatte, gab es keine Garantie für die stabile Kontrolle seines aggressiven Verhaltens. In einem Gespräch mit dem Sozialdienst der WfbM wurde vereinbart, dass F. N. eine „Bewährungsauflage" für ein Jahr zu erfüllen hat, um abzuklären, ob er überhaupt in der Werkstatt verbleiben kann. Er wurde in eine andere Abteilung versetzt, in der strukturierte Arbeitsbedingungen bestanden. Sollte es ihm in dieser Abteilung der Werkstatt gelingen, sich angemessen zu verhalten, sollte nach einem Jahr geprüft werden, ob eine Rückkehr in die alte Abteilung möglich ist.

6.5 Ambulante Therapie

F. N. erhielt im Rahmen der ambulanten Therapie 20 Einzelsitzungen. Es fanden drei Besprechungen am Arbeitsplatz (davon zwei telefonisch) sowie drei Besprechungen mit dem Bezugsbetreuer der Wohngruppe statt.

Therapieauftrag. Der anfängliche Therapieauftrag von F. N. war, dass er sich Unterstützung wünschte gegen „all die Bösen" am Arbeitsplatz, die ihn und sein Verhalten kritisierten und „dumme" Forderungen an ihn stellten. Somit stellte das Erarbeiten eines realistischen Therapieauftrages das erste Therapieziel dar. Dabei war der erste wichtige Therapieprozess, ihn dafür zu gewinnen, mit einer außenstehenden Therapeutin zu überprüfen, welche Kritik und welche Forderungen berechtigt waren und gegen welche er sich wehren sollte.

Erstes Therapieziel: realistischer Behandlungsauftrag

Therapeutische Beziehung. Die Verhaltensstörungen von F. N. erforderten ein klar direktives Vorgehen. Es zeigte sich jedoch, dass F. N. hierbei zunächst nicht kooperieren konnte. Für den therapeutischen Erfolg bei F. N. waren mitentscheidend, zwei Beziehungsmuster, die F. N. prägten, zu überwinden. Dies war zum einen sein starkes Misstrauen gegenüber allen Menschen (aus seiner Schulerfahrung), zum anderen sein reaktantes Verhalten, mit dem er auf jede Direktive reagierte.

Interventionen am Arbeitsplatz. Eine feste äußere Struktur am Arbeitsplatz wurde vorgegeben, u. a. mit Pünktlichkeit, Einhalten von Pausen, kein MP3-Player während der Arbeit, kein Verlassen des Arbeitsplatzes zum Plaudern, feste Ruhestunde.

Veränderung der Betreuungsstruktur in der Wohngruppe. Die bisherige Betreuungsstruktur (F. N. ruft von sich aus einen Betreuer, wenn er für sich Bedarf sieht (Rufbereitschaft)), stellte eine Überforderung dar. Stattdessen kam ein Betreuer jeden Morgen zu ihm.

Verhaltensmodifikation. Es erfolgte die Implementierung eines Verhaltensmanagements am neuen Arbeitsplatz, das beinhaltete

Festlegung des Antwortverhaltens der Gruppenleiterin

- sofortiges Eingreifen der Gruppenleiterin, wenn F. N. laut wird, und sofortiges Konfliktmanagement.
- das Angebot, dass F. N. sich jederzeit an die Gruppenleiterin wenden kann, wenn er nicht weiß, wie er reagieren soll.
- betreute Kontaktaufnahme mit Arbeitskollegen, d.h. Gruppenleiterin organisiert täglich eine kurze Unterhaltung mit einem Kollegen, bei dem sie unangemessene Fragen und Antworten korrigiert und Anregungen für sozial adäquate Gesprächsthemen gibt.
- wöchentliches Feedback über die Arbeitsleistung und das Verhalten.

Am neuen Arbeitsplatz zeigte sich, dass F. N. zu schnell eine persönliche Provokation hinter Bemerkungen von Kollegen hörte. Durch das sofortige Eingreifen der Gruppenleiterin hatte er die Lernmöglichkeit, von dem anderen zu hören, wie die Bemerkung tatsächlich gemeint war. Flankierend wurden in der Einzeltherapie die „Vorfälle" nachbesprochen. In jeder Sitzung wurde in einem Rollenspiel „ruhig bleiben" und das Reagieren mit einer Rückfrage, wie z.B. „Wie meinst Du das?", geübt.

Aufbau angemessenen Verhaltens im Rollenspiel

Nach ca. vier Wochen Verhaltensmanagement trat am Arbeitsplatz verbal-aggressives Verhalten nur noch selten auf, Handlungsaggressionen traten nie auf. Es zeigte sich allerdings, dass es F. N. nicht gelang, positive Beziehungen zu den Kollegen aufzubauen. Er versuchte, sich mit witzelnden Bemerkungen ins Gespräch einzubringen. Die Gruppenleiterin bot daraufhin betreute Kontakte an. In der Einzeltherapie wurde eine Liste von Small-Talk-Themen erarbeitet und in Rollenspielen geübt. Hierbei wurde vor allem eingeübt, Nachfragen zum Thema zu stellen.

Nachdem das Verhaltensmanagement am Arbeitsplatz erfolgreich etabliert war, wurde mit dem Verhaltensmanagement in der Wohngruppe begonnen. Mit den Betreuern wurde vereinbart, dass jeden Morgen eine Kontrolle bezüglich Körpergeruch und ordentlicher Kleidung (Pullover nicht auf links und Hose hängt nicht herunter) erfolgt. Hatte F. N. nicht geduscht, so wurde er unter die Dusche geschickt. Die Konsequenz davon war, dass er den Privatbus zum Arbeitsplatz verpasste, zeitaufwendig mit öffentlichen Verkehrsmitteln fahren und am Arbeitsplatz die Verspätung nacharbeiten musste. Mithilfe dieser strengen Struktur gelang es F. N., Duschen und Kleidungswechsel als Routine zu etablieren.

Festlegung des Antwortverhaltens der Wohngruppenbetreuer

Selbstmodifikation. Während das Verhaltensmanagement am Arbeitsplatz noch weitgehend als Verhaltensmodifikation stattfand, nahm F. N. bei The-

Selbstmanagement

men wie „Frauen ansprechen" oder „Freunde finden" zunehmend Anteil an der Therapiegestaltung.

Förderung sozial kompetenter Kontaktaufnahme

Er benannte, welche Situationen er bewältigen wollte: Junge Frauen auf der Straße ansprechen, ein Gespräch mit einer Frau beginnen. Er beteiligte sich daran, soziale Regeln aufzustellen, was erlaubtes Verhalten ist und welches Verhalten nicht gut ankommt. Er übte Situationen im Rollenspiel und legte selbst Hausaufgaben fest, was er während der Woche üben wollte.

Im gesamten Therapieprozess musste er viele dysfunktionale Kognitionen überwinden (z. B. „Je provokanter ich auftrete, desto männlicher wirke ich"). Wichtigstes Thema der kognitiven Umstrukturierung war die Unterscheidung, was ist erwachsenes Verhalten und was ist kindlich-pubertär. Während F. N. anfangs auf alle klaren Anweisungen der Gruppenleiterin am Arbeitsplatz mit kindlich-pubertärem Trotzverhalten reagierte, konnte er zum Abschluss Arbeitsanweisungen befolgen, Bedürfnisaufschub während der Arbeitszeit akzeptieren sowie Arbeit und Privates trennen.

6.6 Fazit

Gute kognitive Ressourcen ermöglichen Selbstmodifikationstechniken

Dieser Fall zeigt, dass eine Behandlung des Sozialverhaltens auch nach Jahren sinnvoll sein kann. Den positiven Therapieverlauf führen wir darauf zurück, dass F. N. relativ gute kognitive Ressourcen hat und dadurch Selbstmodifikationstechniken und Methoden, wie der sokratische Dialog, anwendbar waren. Auch die Möglichkeit, an die stationäre Behandlung nahtlos eine ambulante Therapie anschließen zu lassen, in der der Transfer in den Alltag begleitet und in der nach der gleichen Therapiemethode gearbeitet wurde, war sicherlich sehr förderlich. Ohne das Einbeziehen der Vorgesetzten am Arbeitsplatz und der Wohngruppenbetreuer wäre kein Therapieerfolg erzielbar gewesen.

Kooperationsbereitschaft der Sozialpartner Voraussetzung für Therapieerfolg

Allerdings muss betont werden, dass gerade Patienten wie F. N. oft ein lebenslanges niederfrequentes Coaching benötigen, da damit zu rechnen ist, dass immer wieder Verhaltensprobleme „aufflammen" werden. Dies hat auch der Kostenträger von F. N. erkannt und die niedergelassene Neuropsychologin um regelmäßige Termine im Abstand von drei Monaten zur Aufrechterhaltung des Therapieerfolgs gebeten.

7 Literatur

Abell, F., Happé, F. & Frith, U. (2000). Do triangles play tricks? Attribution of mental states to animated shapes in normal and abnormal development. *Cognitive Development, 15,* 1–16. http://doi.org/10.1016/S0885-2014(00)00014-9

Al-Adawi, S., Powell, J.H. & Greenwood, R.J. (1998). Motivational deficits after brain injury: a neuropsychological approach using new assessment techniques. *Neuropsychology, 12* (1), 115–124. http://doi.org/10.1037/0894-4105.12.1.115

Alderman, N. (2003). Contemporary approaches to the management of irritability and aggression following traumatic brain injury. *Neuropsychological Rehabilitation, 13,* 211–240. http://doi.org/10.1080/09602010244000327

Alderman, N. & Burgess, P. (1994). A comparison of treatment methods for behaviour disorder following herpes simplex encephalitis. *Neuropsychological Rehabilitation, 4,* 31–48. http://doi.org/10.1080/09602019408401454

Alderman, N., Knight, C. & Morgan, C. (1997). Use of a modified version of the Overt Aggression Scale in the measurement and assessment of aggressive behaviours following brain injury. *Brain Injury, 11* (7), 503–523. http://doi.org/10.1080/bij.11.7.503.523

Alderman, N. & Wood, R.L. (2013). Neurobehavioural approaches to the rehabilitation of challenging behaviour. *NeuroRehabilitation, 32* (4), 761–770.

American Psychiatric Association. (2015). *Diagnostisches und Statistisches Manual Psychischer Störungen DSM-5®* (Deutsche Übersetzung herausgegeben von P. Falkai & H.-U. Wittchen, mitherausgegeben von M. Döpfner et al.). Göttingen: Hogrefe.

Arnould, A., Dromer, E., Rochat, L., Van der Linden, M. & Azouvi, P. (2016). Neurobehavioural and self-awareness changes after traumatic brain injury: Towards new multidimensional approaches. *Annals of Physical and Rehabilitation Medicine, 59* (1), 18–22. http://doi.org/10.1016/j.rehab.2015.09.002

Arnould, A., Rochat, L., Azouvi, P. & Van der Linden, M. (2013). A multidimensional approach to apathy after traumatic brain injury. *Neuropsychology Review, 23,* 210–33. http://doi.org/10.1007/s11065-013-9236-3

Baron-Cohen, S. (2005). *Reading Mind in the Eyes Test: Erwachsenenversion.* (S. Bölte, Übers.). Retrieved October 24, 2015, from http://www.as-tt.de/assets/applets/Augentest_Erwachsene.pdf (Original erschienen 2001)

Bartholomeyczik, S. (2009). *Menschen mit Demenz: Anlässe und Gründe von herausforderndem Verhalten und Antworten der Pflegewissenschaft.* Retrieved May 11, 2012, from www.mds-ev.de/media/pdf/Folien_Bartholomeyczik.pdf

Beblo, T. & Lautenbacher, S. (2006). *Neuropsychologie der Depression* (Reihe: Fortschritte der Neuropsychologie, Bd. 6). Göttingen: Hogrefe.

Bechara, A., Damasio, A.R., Damasio, H. & Anderson, S.W. (1994). Insensitivity to future consequences following damage to human prefrontal cortex. *Cognition, 50* (1–3), 7–15. http://doi.org/10.1016/0010-0277(94)90018-3

Ben-Yishay, Y. (1996). Reflections on the evolution of the therapeutic milieu concept. *Neuropsychological Rehabilitation, 6,* 327–343. http://doi.org/10.1080/713755514

Bölte, S. (2005). *Reading Mind in the Eyes Test für Erwachsene* (dt. Fassung) von S. Baron-Cohen. Frankfurt/M.: JW Goethe-Universität.

Bowers, D., Blonder, L.X. & Heilman, K.M. (1989). *The Florida affect battery*. Gainesville, FL: University of Florida. Retrieved from http://neurology.ufl.edu/files/2011/12/Florida-Affect-Battery-Manual.pdf

Brand, M., Fujiwara, E., Borsutzky, S., Kalbe, E., Kessler, J. & Markowitsch, H.J. (2005). Decision-making deficits of korsakoff patients in a new gambling task with explicit rules: associations with executive functions. *Neuropsychology, 19,* 267–277. http://doi.org/10.1037/0894-4105.19.3.267

Breitenstein, C., Daum, I., Ackermann, H., Lütgehetmann, R. & Müller, E. (1996). Erfassung der Emotionswahrnehmung bei zentralnervösen Läsionen und Erkrankungen: Psychometrische Gütekriterien der „Tübinger Affekt Batterie" [Assessing the perception of emotions in lesions and disorders of the central nervous system]. *Neurologische Rehabilitation, 2,* 93 - 101.

Brodaty, H. & Burns, K. (2012). Nonpharmacological management of apathy in dementia: a systematic review. *The American Journal of Geriatric Psychiatry, 20,* 549–564. http://doi.org/10.1097/JGP.0b013e31822be242

Brun, A., Englund, B., Gustafsson, L., Passant, U., Mann, D.M.A., Neary, D. & Snowden, J.S. (1994). Clinical and neuropathological criteria for frontotemporal dementia. The Lund and Manchester Groups. *Journal of Neurology, Neurosurgery, and Psychiatry, 57,* 416–418.

Buijck, B.I., Zuidema, S.U., Eijk, M., Geurts, A.C.H. & Koopmans, R.T.C.M. (2012). Neuropsychiatric symptoms in geriatric patients admitted to skilled nursing facilities in nursing homes for rehabilitation after stroke: A longitudinal multicenter study. *International Journal of Geriatric Psychiatry, 27* (7), 734–741.

Burt, S.A. (2012). How do we optimally conceptualize the heterogeneity within antisocial behavior? An argument for aggressive versus non-aggressive behavioral dimensions. *Clinical Psychology Review, 32* (4), 263–79. http://doi.org/10.1016/j.cpr.2012.02.006

Büttner, J. & Glindemann, R. (in Vorbereitung). *Kognitive Kommunikationsstörungen* (Reihe: Fortschritte der Neuropsychologie, Bd. 19). Göttingen: Hogrefe.

Cattelani, R., Zettin, M. & Zoccolotti, P. (2010). Rehabilitation treatments for adults with behavioral and psychosocial disorders following acquired brain injury: a systematic review. *Neuropsychology Review, 20,* 52–85. http://doi.org/10.1007/s11065-009-9125-y

Ciurli, P., Formisano, R., Bivona, U., Cantagallo, A. & Angelelli, P. (2011). Neuropsychiatric disorders in persons with severe traumatic brain injury: prevalence, phenomenology, and relationship with demographic, clinical, and functional features. *The Journal of Head Trauma Rehabilitation, 26,* 116–126. http://doi.org/10.1097/HTR.0b013e3181dedd0e

Cummings, J.L., Mega, M., Gray, K., Rosenberg-Thompson, S., Carusi, D.A. & Gornbein, J. (1994). The Neuropsychiatric Inventory: comprehensive assessment of psychopathology in dementia. *Neurology, 44* (12), 2308–2314. http://doi.org/10.1212/WNL.44.12.2308

Damasio, A.R., Tranel, A. & Damasio, H.C. (1991). Somatic Markers and the Guidance of Behavior: Theory and Preliminary Testing. In H.S. Levin, H.M. Eisenberg & A.L. Benton (Eds.), *Frontal Lobe Function and Dysfunction.* Oxford University Press.

Der-Avakian, A. & Markou, A. (2012). The neurobiology of anhedonia and other reward-related deficits. *Trends in Neurosciences, 35,* 68–77. http://doi.org/10.1016/j.tins.2011.11.005

Deuschl, G. & Maier, W. (2016). S3-Leitlinie Demenzen (Aktualisierung 2016. AWMF-Register-Nummer: 038-013). In Deutsche Gesellschaft für Neurologie und Deutsche Gesellschaft für Psychiatrie und Psychotherapie, Psychosomatik und Nervenheilkunde

(Hrsg.), *Leitlinien für Diagnostik und Therapie in der Neurologie*. Verfügbar unter https://www.dgn.org/leitlinien/3176-leitlinie-diagnose-und-therapie-von-demenzen-2016

Dunn, B. D., Dalgleish, T. & Lawrence, A. D. (2006). The somatic marker hypothesis: A critical evaluation. *Neuroscience and Biobehavioral Reviews, 30* (2), 239–271. http://doi.org/10.1016/j.neubiorev.2005.07.001

Förstl, H. (2000). Psychische Korrelate „organischer" Störungen. In H. Förstl (Hrsg.), *Klinische Neuro-Psychiatrie* (S. 208). Stuttgart: Thieme.

Gauggel, S. (2016). *Störungen der Krankheitseinsicht* (Reihe: Fortschritte der Neuropsychologie, Bd. 17). Göttingen: Hogrefe. http://doi.org/10.1026/02656-000

Gauggel, S. & Deckersbach, T. (1995). *Skalen zur Beurteilung von Handlungs-, Planungs- und Problemlösestörungen (HPP-F und HPP-S). Handanweisung.* Zugriff am 24. Oktober 2015. Verfügbar unter http://www.ukaachen.de/fileadmin/files/institute/medizinische-psychologie-soziologie/Selbstbeurteilung.pdf

Gauggel, S., Deckersbach, T. & Rolko, C. (1998). Entwicklung und erste Evaluation einer Skala zur Beurteilung von Handlungs-, Planungs- und Problemlösestörungen. *Zeitschrift für Neuropsychologie, 9,* 3–17.

Gavett, B. E., Stern, R. A. & McKee, A. C. (2011). Chronic traumatic encephalopathy: a potential late effect of sport-related concussive and subconcussive head trauma. *Clinics in Sports Medicine, 30,* 179–188. http://doi.org/10.1016/j.csm.2010.09.007

Geschwind, N. (1977). Behavioral change in temporal lobe epilepsy. *Archives of Neurology, 34* (8), 453. http://doi.org/10.1001/archneur.1977.00500200013002

Gioia, G. A., Isquith, P. K., Guy, S. C. (2000a). Construct validity of the Behavior Rating Inventory of Executive Function (BRIEF). *Journal of the International Neuropsychological Society, 6,* 139.

Gioia, G. A., Isquith, P. K., Guy, S. C. & Kenworthy, L. (2000b). *Behavior rating inventory of executive function (BRIEF).* Odessa, FL: Psychological Assessment Resources.

Glindemann, R. & von Cramon, D. Y. (1995). Kommunikationsstörungen bei Patienten mit Frontalhirnläsionen. *Sprache, Stimme, Gehör, 19,* 1–7.

Glogau, S. J. (2006). *Validierung des Fragebogens zur Persönlichkeit bei zerebralen Erkrankungen (FPZ) an einer Stichprobe von Epilepsiepatienten und Gesunden.* Dissertation, Universität Bielefeld.

Grace, J. & Malloy, P. (2001). *Frontal Systems Behavior Scale (FrSBe).* Lutz, FL: Psychological Assessment Resources.

Gracey, F. & Ownsworth, T. (2008). Editorial. *Neuropsychological Rehabilitation, 18,* 522–526. http://doi.org/10.1080/09602010802141509

Hampel, R. & Selg, H. (1975). *Fragebogen zur Erfassung von Aggressivitätsfaktoren (FAF).* Göttingen: Hogrefe.

Hartje, W. (2004). *Neuropsychologische Begutachtung* (Reihe: Fortschritte der Neuropsychologie, Bd. 3). Göttingen: Hogrefe.

Hautzinger, M. (2003). *Kognitive Verhaltenstherapie bei Depressionen. Behandlungsanleitung und Materialien* (6. Aufl.). Weinheim: Beltz.

Heidler, M.-D. (2006). *Kognitive Dysphasien – Differenzialdiagnostik aphasischer und nichtaphasischer zentraler Sprachstörungen sowie therapeutische Konsequenzen.* Frankfurt am Main: Peter Lang.

Holmes, C., Knights, A., Dean, C., Hodkinson, S. and Hopkins, V. (2006). Keep music live: music and the alleviation of apathy in dementia subjects. *International Psychogeriatrics, 18,* 623–630. http://doi.org/10.1017/S1041610206003887

Holroyd, C.B. & Yeung, N. (2012). Motivation of extended behaviors by anterior cingulate cortex. *Trends Cognitive Science, 16* (2), 122–128. http://doi.org/10.1016/j.tics.2011.12.008

Huebner, T., Vloet, T.D., Marx, I., Konrad, K., Fink, G.R., Herpertz, S.C. & Herpertz-Dahlmann, B. (2008). Morphometric brain abnormalities in boys with conduct disorder. *Journal of the American Academy Child Adolescence Psychiatry, 47* (5), 540–547. http://doi.org/10.1097/CHI.0b013e3181676545

Jahn, T. & Werheid, K. (2015). *Demenzen* (Reihe: Fortschritte der Neuropsychologie, Bd. 15). Göttingen: Hogrefe.

Judd, D.P. & Wilson, S.L. (1999). Brain injury and identity the role of counseling psychologists. *Counselling Psychology Review, 14* (3), 4–16.

Kanfer, F.H., Reinecker, H. & Schmelzer, D. (2012). *Selbstmanagement-Therapie* (5. Aufl.). Berlin: Springer. http://doi.org/10.1007/978-3-642-19366-8

Kertesz, A., Davidson, W. & Fox, H. (1997). Frontal Behavioral Inventory: Diagnostic criteria for frontal lobe dementia. *Canadian Journal of Neurologocial Sciences, 24* (1), 29–36. http://doi.org/10.1017/S0317167100021053

Kessler, H., Bayerl, P., Deighton, R.M. & Traue, H.C. (2002). Facially Expressed Emotion Labeling (FEEL): PC-gestützter Test zur Emotionserkennung. *Verhaltenstherapie und Verhaltensmedizin, 23* (3), 297–306.

Kim, E. (2002). Agitation, aggression, and disinhibition syndromes after traumatic brain injury. *NeuroRehabilitation, 17* (4), 297–310.

Kim, E., Lauterbach, E.C., Reeve, A., Arciniegas, D.B., Coburn, K.L., Mendez, M.F. et al. (2007). Neuropsychiatric Complications of Traumatic Brain Injury. *The Journal of Neuropsychiatry and Clinical Neurosciences, 19,* 106–127. http://doi.org/10.1176/jnp.2007.19.2.106

Klein, A.M., Zwickel, J., Prinz, W. & Frith, U. (2009). Animated triangles: an eye tracking investigation. *Quarterly Journal of Experimental Psychology, 62,* 1189–1197. http://doi.org/10.1080/17470210802384214

Knop, A., Geiger, M. & Schächtele, B. (2009). *Verfahren zur Erfassung von Verhaltensauffälligkeiten (VEVA).* Retrieved February 14, 2018, from http://www.gnp.de/arbeitskreise-und-regionalgruppen/ak-aufmerksamkeit-und-gedaechtnis

Kocka, A., Gagnon, J. (2014). Definition of Impulsivity and Related Terms following traumatic brain injury: A review of the different concepts and measures used to assess impulsivity, disinhibition and other related concepts. *Behavioral Science, 4* (4), 352–370. http://doi.org/10.3390/bs4040352

Krishnamoorthy, E.S., Trimble, M.R. & Blumer, D. (2007). The classification of neuropsychiatric disorders in epilepsy: A proposal by the ILAE Commission on Psychobiology of Epilepsy. *Epilepsy & Behavior, 10,* 349–353. http://doi.org/10.1016/j.yebeh.2006.10.002

Kühne, W. (2009). Kompetenzorientierte Therapie. In G. Finauer (Ed.), *Therapiemanuale für die neuropsychologische Rehabilitation: Kognitive und kompetenzorientierte Therapie für die Gruppen- und Einzelbehandlung* (2. Aufl.). Heidelberg: Springer.

Lane-Brown, A. & Tate, R. (2009a). Interventions for apathy after traumatic brain injury. *Cochrane Database of Systematic Reviews, 2009* (2), [CD006341].

Lane-Brown, A.T. & Tate, R.L. (2009b). Apathy after acquired brain impairment: a systematic review of non-pharmacological interventions. *Neuropsychological Rehabilitation, 19,* 481–516.

Levin, H.S., High, W.M., Goethe, K.E., Sisson, R.A., Overall, J.E., Rhoades, H.M., et al. (1987). The neurobehavioural rating scale: assessment of the behavioural sequelae of head injury by the clinician. *Journal of Neurology, Neurosurgery, and Psychiatry, 50* (2), 183–193.

Linden, M. & Hautzinger, M. (2015). *Verhaltenstherapiemanual.* Berlin: Springer. http://doi.org/10.1007/978-3-642-55210-6

Lippert-Grüner, M., Kuchta, J., Hellmich, M. & Klug, N. (2006). Neurobehavioural deficits after severe traumatic brain injury (TBI). *Brain Injury, 20,* 569–574. http://doi.org/10.1080/02699050600664467

Lueken, U., Seidl, U., Schwarz, M., Völker, L., Naumann, D., Mattes, K., et al. (2006). Die Apathy Evaluation Scale: Erste Ergebnisse zu den psychometrischen Eigenschaften einer deutschsprachigen Übersetzung der Skala. *Fortschritte der Neurologie - Psychiatrie, 74,* 714–722.

Maier, W. & Barnikol, U.B. (2014). Neurokognitive Störungen im DSM-5. *Der Nervenarzt, 85* (5), 564–570. http://doi.org/10.1007/s00115-013-3984-4

Majic, T., Pluta, J.-P., Mell, T., Aichberger, M.C., Treusch, Y., Gutzmann, H., et al. (2010). The pharmacotherapy of neuropsychiatric symptoms of dementia: a cross-sectional study in 18 homes for the elderly in Berlin. *Deutsches Ärzteblatt International, 107* (18), 320–327.

Margraf, J. & Schneider, S. (2009). *Lehrbuch der Verhaltenstherapie: Bd. 1: Grundlagen, Diagnostik, Verfahren, Rahmenbedingungen* (3., vollst. bearb. u. erw. Aufl.). Heidelberg: Springer.

Marin, R.S. (1990). Differential diagnosis and classification of apathy. *American Journal of Psychiatry, 147* (1), 22–30.

Marin, R.S., Biedrzycki, R.C., Firinciogullari, S. (1991). Reliability and validity of the Apathy Evaluation Scale. *Psychiatry Research, 38* (2), 143–162. http://doi.org/10.1016/0165-1781(91)90040-V

Matthys, W., Vanderschuren, L.J. & Schutter, D.J. (2013). The neurobiology of oppositional defiant disorder and conduct disorder: altered functioning in three mental domains. *Developmental Psychopathology, 25,* 193–207. http://doi.org/10.1017/S0954579412000272

Mayo, N.E., Fellows, L.K., Scott, S.C., Cameron, J. & Wood-Dauphinee, S. (2009). A Longitudinal View of Apathy and Its Impact After Stroke. *Stroke, 40* (10), 3299–3307. http://doi.org/10.1161/STROKEAHA.109.554410

McMillan, T.M. (2013). Outcome of rehabilitation for neurobehavioural disorders. *NeuroRehabilitation, 32,* 791–801.

Merten, T. (2014). *Beschwerdenvalidierung* (Reihe: Fortschritte der Neuropsychologie, Bd. 14). Göttingen: Hogrefe.

Mitsonis, C.I., Potagas, C., Zervas, I. & Sfagos, K. (2009). The Effects of Stressful Life Events on the Course of Multiple Sclerosis: A Review. *International Journal of Neuroscience, 119,* 315–335. http://doi.org/10.1080/00207450802480192

Monsalve, B.C., Laxe, S., Guitart, M.B., Vilarrasa, A.B. & Quemada, J.I. (2014). Behavioral scales used in severe and moderate traumatic brain injury. *NeuroRehabilitation, 35,* 67–76.

Moritz, S., Veckenstedt, F., Randjbar, S. & Visthum, F. (2011). *Metakognitives Training (MKT) für Psychose (Deutsch).* Zugriff am 24. Oktober 2015. Verfügbar unter http://clinical-neuropsychology.de/mkt_psychose_manual_deutsch.html

Müller, S.V. (2013). *Störungen der Exekutivfunktionen* (Reihe: Fortschritte der Neuropsychologie, Bd. 13). Göttingen: Hogrefe.

Müller, U., Czymmek, J., Thöne-Otto, A. & Von Cramon, D.Y. (2006). Reduced daytime activity in patients with acquired brain damage and apathy: a study with ambulatory actigraphy. *Brain Injury, 20,* 157–160. http://doi.org/10.1080/02699050500443467

Neumann, D., Babbage, D.R., Zupan, B. & Willer, B. (2015). A randomized controlled trial of emotion recognition training after traumatic brain injury. *The Journal of Head Trauma Rehabilitation, 30* (3), E12–23. http://doi.org/10.1097/HTR.0000000000000054

Neumann-Zielke, L., Bahlo, S., Diebel, A., Riepe, J., Roschmann, R., Schötzau-Fürswentsches, P. & Wetzig, L. (2015). Leitlinie „Neuropsychologische Begutachtung". *Zeitschrift für Neuropsychologie, 26,* 289–306. http://doi.org/10.1024/1016-264X/a000165

Njomboro, P. & Deb, S. (2012). Poor Dissociation of Patient-Evaluated Apathy and Depressive Symptoms. *Current Gerontology and Geriatrics Research,* ID 846075, 1–8. http://doi.org/10.1155/2012/846075

Njomboro, P. & Deb, S. (2014). Distinct neuropsychological correlates of cognitive, behavioral, and affective apathy sub-domains in acquired brain injury. *Frontiers in Neurology, 5,* 73. http://doi.org/10.3389/fneur.2014.00073

Olszanowski, M., Pochwatko, G., Kuklinski, K., Scibor-Rylski, M., Lewinski, P. & Ohme, R.K. (2015). Warsaw set of emotional facial expression pictures: a validation study of facial display photographs. *Emotion Science, 5,* 1516. http://doi.org/10.3389/fpsyg.2014.01516

Pattij, T. & Vanderschureh, L.J.M.J. (2008). The neuropharmacology of impulsive behaviour. *Trends in pharmacological sciences, 29,* 192–199. http://doi.org/10.1016/j.tips.2008.01.002

Peper, M. & Loeffler, S.N. (2014). Neuropsychology in the Real World. *Zeitschrift für Neuropsychologie, 25,* 233–238. http://doi.org/10.1024/1016-264X/a000139

Plantier, D., Luauté, J. & Sofmer group (2016). Drugs for behavior disorders after traumatic brain injury. Systematic review and expert consensus leading to French recommendations for good practice. *Annuals of Physical and Rehabililitaton Medicine, 59,* 42–57.

Ponsford, J., Sloan, S. & Snow, P. (2012). *Traumatic Brain Injury: Rehabilitation for Everyday Adaptive Living* (2nd ed.). New York, NY: Psychology Press.

Pössl, J. & Schellhorn, A. (2001). Psychologische Interventionen bei hirngeschädigten Patienten mit depressiven Störungen. *Zeitschrift für Neuropsychologie, 12,* 324–335. http://doi.org/10.1024//1016-264X.12.4.324

Prigatano, G.P. (1986). Psychotherapy after brain injury. In G.P. Prigatano et al. *Neuropsychological Rehabilitation after Brain Injury* (pp. 67–95). Baltimore: Johns Hopkins University Press.

Prigatano, G.P. (2004). *Neuropsychologische Rehabilitation.* Berlin: Springer. http://doi.org/10.1007/978-3-642-18768-1

Rizzolatti, G. & Sinigaglia, C. (2008). *Empathie und Spiegelneurone: Die biologische Basis des Mitgefühls.* Frankfurt/M.: Suhrkamp.

Robert, P.H., Clairet, S., Benoit, M., Koutaich, J., Bertogliati, C., Tible, O. et al. (2002). The Apathy Inventory: assessment of apathy and awareness in Alzheimer's disease Parkinson's disease and Mild cognitive impairment. *International Journal of Geriatric Psychiatry, 17,* 1099–1105.

Rochat, L., Beni, C., Bilieux, J., Azouvi, P., Annoni, J.M. & Van der Linden, M. (2010). Assessment of imipulsivity after moderate to severe traumatic brain injury. *Neuropsychological Rehabilitation, 20,* 778–797. http://doi.org/10.1080/09602011.2010.495245

Rosti-Otajärvi, E. M. & Hämäläinen, P. I. (2014). Neuropsychological rehabilitation for multiple sclerosis. *Cochrane Database of Systematic Reviews, 2014* (2), [CD009131]. http://doi.org/10.1002/14651858.CD009131.pub3

Rubia, K. (2011). „Cool" inferior frontostriatal dysfunction in attention-deficit/hyperactivity disorder versus „hot" ventromedial orbitofrontal-limbic dysfunction in conduct disorder: a review. *Biological Psychiatry, 69* (12), e69–87. https://doi.org/10.1016/j.biopsych.2010.09.023

Rushworth, M. F. S., Behrens, T. E. J., Rudebeck, P. H. & Walton, M. E. (2007). Contrasting roles for cingulate and orbitofrontal cortex in decisions and social behaviour. *Trends in Cognitive Science, 11* (4), 168–176. http://doi.org/10.1016/j.tics.2007.01.004

Scheid, R., Walther, W., Guthke, T., Preul, C. & von Cramon, D. (2006). Cognitive sequelae of diffuse axonal injury. *Archives of Neurology, 63* (3), 418–424. http://doi.org/10.1001/archneur.63.3.418

Schellhorn, A. & Pössl, J. (2002). Antriebsminderung. In G. Goldenberg, J. Pössl & W. Ziegler (Hrsg.), *Neuropsychologie im Alltag* (S. 116–130). Stuttgart: Thieme.

Schellhorn, A. & Pössl, J. (2010). Soziales Kompetenztraining nach erworbener Hirnschädigung – Zufriedenheits- und Erfolgseinschätzungen von Patienten, Angehörigen und Therapeuten. *Zeitschrift für Neuropsychologie, 21,* 71–81. http://doi.org/10.1024/1016-264X/a000008

Schellhorn, A., Bogdahn, B. & Pössl, J. (2008). *Soziales Kompetenztraining für Patienten mit erworbener Hirnschädigung: ein Therapiemanual für die neurologische Rehabilitation.* Dortmund: Borgmann.

Schippan, B., Baumann, K. & Linden, M. (2004). Weisheitstherapie – kognitive Therapie der posttraumatischen Verbitterungsstörung. *Verhaltenstherapie, 14,* 284–293. http://doi.org/10.1159/000082838

Schmidt, R. E., Gay, P., D'Acremont, M., Van der Linden, M. (2008). A German Adaptation of the UPPS Impulsive Behavior Scale: Psychometric Properties and Factor Structure. *Swiss Journal of Psychology, 67* (2), 107–112. http://doi.org/10.1024/1421-0185.67.2.107

Schwenkmezger, P., Hodapp, V. & Spielberger, C. (1992). *Das State-Trait-Ärgerausdrucks-Inventar (STAXI).* Bern: Huber.

Shader, R. I., Harmatz, J. S. & Salzman, C. (1974). A new scale for clinical assessment in geriatric populations: Sandoz Clinical Assessment – Geriatric (SCAG). *Journal of the American Geriatrics Society, 22* (3), 107–113. http://doi.org/10.1111/j.1532-5415.1974.tb01521.x

Shamay-Tsoory, S. G., Aharon-Peretz, J. & Perry, D. (2009). Two systems for empathy: a double dissociation between emotional and cognitive empathy in inferior frontal gyrus versus ventromedial prefrontal lesions. *Brain, 132* (3), 617–627. http://doi.org/10.1093/brain/awn279

Soellner, R., Reder, M., Machmer, A., Holle, R. & Wilz, G. (2015). The Tele.TAnDem intervention: study protocol for a psychotherapeutic intervention for family caregivers of people with dementia. *BMC Nursing, 14,* 11.

Stathopoulou, A., Christopoulos, P., Soubasi, E. & Gourzis, P. (2010). Personality characteristics and disorders in multiple sclerosis patients: Assessment and treatment. *International Review of Psychiatry, 22,* 43–54. http://doi.org/10.3109/09540261003589349

Stewart, I. & Alderman, N. (2010). Active versus passive management of post-acquired brain injury challenging behaviour: a case study analysis of multiple operant procedures in the treatment of challenging behaviour maintained by negative reinforcement. *Brain Injury, 24,* 1616–1627.

Ströbele, A. (2007). *German Version of the Faux Pas Test for Adults*. Zugriff am 20.10.2017. Verfügbar unter https://www.autismresearchcentre.com/arc_tests

Sturm, W. (2005). *Aufmerksamkeitsstörungen* (Reihe: Fortschritte der Neuropsychologie, Bd. 4). Göttingen: Hogrefe.

Swinkels, W. A. M., Kuyk, J., Dyck, R. van & Spinhoven, P. (2005). Psychiatric comorbidity in epilepsy. *Epilepsy & Behavior, 7,* 37–50. http://doi.org/10.1016/j.yebeh.2005.04.012

Thöne-Otto, A. (2007). *Begutachtung organisch bedingter Persönlichkeitsänderung*. Verfügbar unter http://www.anb-ev.de/Publikationen/ANB_Tgg_2007_Thoene_Persstoerung.pdf

Thöne-Otto, A. & Markowitsch, H. J. (2004). *Gedächtnisstörungen nach Hirnschäden* (Reihe: Fortschritte der Neuropsychologie, Bd. 2). Göttingen: Hogrefe.

Togher, L., McDonald, S., Tate, R., Power, E. & Rietdijk, R. (2013). Training communication partners of people with severe traumatic brain injury improves everyday conversations: a multicenter single blind clinical trial. *Journal of Rehabilitation Medicine, 45* (7), 637–645.

Ufer, K. (2000). *Behavioural Assesment of the Dysexecutive Syndrome (BADS) – Deutsche Übersetzung*. Bury St. Edmunds: Thames Valley Test Company.

Ullsperger, M., Danielmeier, C. & Jocham, G. (2014). Neurophysiology of performance monitoring and adaptive behavior. *Physiological Reviews, 94* (1), 35–79. http://doi.org/10.1152/physrev.00041.2012

Volkmann, B., Siebörger, F. & Ferstl, E. (2008). *Spaß beiseite? Materialien zur neurologischen Rehabilitation*. Hofheim: NAT.

Wallesch, C. W. (2009). *Praktische Begutachtung leichtgradiger Frontalhirnsyndrome*. Zugriff am 25. Oktober 2015. Verfügbar unter http://www.anb-ev.de/Publikationen/ANB_2009_prakt_Begutacht_Wallesch.pdf

Waxman, S. G. & Geschwind, N. (1975). The interictal behavior syndrome of temporal lobe epilepsy. *Archives of General Psychiatry, 32* (12), 1580–1586. http://doi.org/10.1001/archpsyc.1975.01760300118011

Wenz, C. & Karlbauer, F. (2002). Störungen des Sozialverhaltens. In G. Goldenberg, J. Pössl & W. Ziegler (Hrsg.), *Neuropsychologie im Alltag*. Stuttgart: Thieme.

Werheid, K. & Thöne-Otto, A. (2010). *Alzheimer-Krankheit: Ein neuropsychologisch-verhaltenstherapeutisches Manual*. Weinheim: Beltz.

Whiteside, S. P. & Lynam, D. R. (2001). The Five Factor Model and impulsivity: using a structural model of personality to understand impulsivity. *Personality and Individual Differences, 30,* 669–689. http://doi.org/10.1016/S0191-8869(00)00064-7

Wiart, L., Luauté, J., Stefan, A., Plantier, D., Hamonet, J. (2016). Non pharmacological treatments for psychological and behavioural disorders following traumatic brain injury (TBI). A systematic literature review and expert opinion leading to recommendations. *Annals of Physical and Rehabilitation Medicine, 59,* 31–41.

Widder, B. & Gaidzik, P. (Hrsg.). (2018). *Neurowissenschaftliche Begutachtung* (3., vollst. überarb. Aufl.). Stuttgart: Thieme.

Wilson, B. A., Alderman, N., Burgess, P. W., Emslie, H. & Evans, J. J. (1996). *Behavioral Assessment of the Dysexecutive Syndrome (BADS)*. Bury St. Edmund, UK: Thames Valley Test Company.

Wilz, G., Schinköthe, D. & Kalytta, T. (2015). *Therapeutische Unterstützung für pflegende Angehörige von Menschen mit Demenz. Das Tele.TAnDem-Behandlungsprogramm*. Göttingen: Hogrefe.

Withall, A., Brodaty, H., Altendorf, A. & Sachdev, P.S. (2009). Who does well after a stroke? The Sydney Stroke Study. *Aging & Mental Health, 13,* 693–698. http://doi.org/10.1080/13607860902845525

Witt, J.-A. & Helmstaedter, C. (2012). Kognitive Defizite bei unbehandelten Patienten mit neu diagnostizierter Epilepsie. *Zeitschrift für Epileptologie, 25,* 273–277. http://doi.org/10.1007/s10309-012-0270-6

Wood, R.L. (2013). Recognizing and assessing neurobehavioural disability after traumatic brain injury. *Neurorehabilitation, 32* (4), 699–706.

Wood, R.L., Burgess, P.W. (1988). The psychological management of behaviour disorders following brain injury. In I. Fussey & G.M. Giles (Eds.), *Rehabilitation of the Severely Brain Injured Adult: A Practical Approach.* London: Croom Helm.

Wood, R.L. & McMillan, T. (Eds.). (2013). *Neurobehavioural Disability and Social Handicap Following Traumatic Brain Injury.* Hove: Psychology Press.

World Health Organisation/Dilling, H. et al. (Hrsg.). (2011). *Internationale Klassifikation psychischer Störungen: ICD-10 Kapitel V (F). Diagnostische Kriterien für Forschung und Praxis* (5., überarb. Aufl.). Bern: Huber.

Wurzer, W. (2009, April). *Kriterien zur gutachtlichen Quantifizierung von Hirntraumafolgen. Referat bei der 11. Jahrestagung der Arbeitsgemeinschaft Neurologische Begutachtung.* Zugriff am 25. Oktober 2015. Verfügbar unter http://www.dgnb-ev.de/Publikationen/ANB_2009_Kriterien_Hirntrauma_Wurzer.pdf

Ylvisaker, M., Turkstra, L.S. & Coelho, C. (2005). Behavioral and social interventions for individuals with traumatic brain injury: A summary of the research with clinical implications. *Seminars in Speech and Language, 26* (4), 256–267. http://doi.org/10.1055/s-2005-922104

Ylvisaker, M., Turkstra, L., Coehlo, C., Yorkston, K., Kennedy, M., Sohlberg, M.M. & Avery, J. (2007). Behavioural interventions for children and adults with behaviour disorders after TBI: A systematic review of the evidence. *Brain Injury, 21,* 769–805. http://doi.org/10.1080/02699050701482470

Zaki, J. & Ochsner, K.N. (2012). The neuroscience of empathy: progress, pitfalls and promise. *Nature Neuroscience, 15,* 675–680. http://doi.org/10.1038/nn.3085

Zomeren, A.H. van & Burg, W. van den. (1985). Residual complaints of patients two years after severe head injury. *Journal of Neurology, Neurosurgery & Psychiatry, 48* (1), 21–28. http://doi.org/10.1136/jnnp.48.1.21

8 Glossar

Activities of Daily Living (ADL)
Aktivitäten des täglichen Lebens, wie z. B. Waschen, Anziehen, Essen.

Agitiertheit
Innere Unruhe, die sich häufig auch durch psychomotorische Unruhe äußert.

Aneurysma
Aussackung eines Gefäßes (häufig angeboren), die dazu führt, dass die Gefäßwände durch die Dehnung sehr dünn werden und leicht reißen (rupturieren) können.

Anhedonie
Freud- oder Lustlosigkeit.

Anosognosie (→ Unawareness)
Unfähigkeit, eigene Störung zu erkennen.

Assoziatives Lernen
Lernen der Verbindung zwischen einem Stimulus und der darauffolgenden Konsequenz.

Ataktische Dysarthrophonie
Veränderung der Sprechmotorik, die auf eine Ataxie zurückzuführen ist, sodass die Stimme hart, teilweise abgehackt klingt.

Autonome Reaktion
Reaktionen des vegetativen (= autonomen) Nervensystems, wie z. B. Atmung, Hautwiderstand.

Bedürfnisaufschub
Verhalten, welches durch eine Belohnung motiviert wird, die erst in der Zukunft und nicht sofort eintritt. Häufig wird dafür auf eine kurzfristige Belohnung verzichtet (z. B. ich verzichte auf Schokolade, weil ich langfristig schlank sein möchte).

Beschwerdevalidierung
Verfahren, mit dem die Zuverlässigkeit und Interpretierbarkeit von Testbefunden bzw. von angegebenen Beschwerden überprüft werden kann.

Circadianik
Tageszeitabhängige Veränderungen von Symptomen oder physiologischen Parametern.

Clusteranalyse
Statistisches Verfahren, um Variablen zu erkennen, die sich in bestimmten Merkmalen ähneln.

Copingstrategien
Strategien, die es dem Individuum ermöglichen, mit einer schwierigen Lebenssituation umzugehen.

Cut-off-Score
Messwert in einem Testverfahren, der zwischen normalem und gestörtem Verhalten trennt.

Differenzielle Verstärkung
Ein Belohnungsplan, bei dem erwünschtes Verhalten belohnt, unerwünschtes Verhalten ignoriert oder bestraft wird.

Diffuse Axonale Schädigung
Häufig nach einem Schädelhirntrauma auftretende Mikroblutungen, die an vielen Orten im Gehirn („diffus") auftreten, und auf Beschleunigungs- und Scherverletzungen der Axone zurückzuführen sind.

Diskurs
Verlauf eines Gespräches.

Dissoziation
Trennung zwischen zwei kognitiven Prozessen.

Dysfunktionale Reaktion
Reaktion des Patienten, die für ihn langfristig ungünstig (dysfunktional) ist und damit das Ziel, das mit der Reaktion eigentlich erreicht werden soll (z. B. psychische Entlastung), verhindert.

Epidemiologie
Lehre von der Verteilung von Erkrankungen (dazugehörige Begriffe → Prävalenz, → Inzidenz).

Evidenzklassen
Klassifizierung empirischer Untersuchungen zur Wirksamkeit therapeutischer Verfahren nach methodischen Gesichtspunkten. Klasse 1 sind randomisierte Kontrollgruppenstudien sowie Meta-Analysen, in denen randomisierte Kontrollgruppenstudien zusammengefasst werden. Klasse 2 sind nicht-randomisierte Kontrollgruppenstudien. Klasse 3 andere methodisch sorgfältige Studien, z. B. Einzelfallstudien.

Frontotemporale Lobärdegeneration = FTLD
Neurodegenerative Erkrankung, bei der es zum Absterben von Neuronen vor allem im Frontalen und Temporalen Cortex kommt. Je nach Akzentuierung des Läsionsmusters und dem klinischen Bild werden folgende Unterformen unterschieden:

- behaviorale Variante, bei der Verhaltensstörungen im Vordergrund stehen (auch als Morbus Pick bezeichnet),
- Primärprogressive Aphasie – langsam fortschreitende Störung der Sprache,
- semantische Demenz – langsam fortschreitender Verlust des Faktenwissens und der Wortbedeutungen, dadurch des Sprachverständnisses und der Fähigkeit, Gegenstände zu erkennen (bei anfänglich erhaltenem Gedächtnis).

Genderspezifische Unterschiede
Unterschiede für Frauen oder Männer.

Holistische Rehabilitationsprogramme
Meist interdisziplinäre Rehabilitationsprogramme, die weniger einzelne Symptome ins Zentrum setzen, sondern den Patienten ganzheitlich einschließlich der Kontextfaktoren behandeln.

Hyperphagie
Erkrankung, bei der die Patienten deutlich mehr essen, als ihnen guttut. Teilweise werden auch nicht essbare Gegenstände gegessen.

Iktal
Während eines epileptischen Anfallsgeschehens auftretende Beschwerden oder Verhalten/interiktal – Beschwerden oder Verhalten, das zwischen verschiedenen epileptischen Anfällen auftritt.

Instrumentelle ADL
Aktivitäten des täglichen Lebens, die regelmäßig und wiederholt auftreten und daher besonders automatisiert sein sollten.

Interferenzabwehr
Fähigkeit, irrelevante störende Informationen (Interferenzen) zugunsten relevanter Informationen zu unterdrücken.

Inzidenz
Maß für die Häufigkeit einer Erkrankung, das aussagt, wie viele Menschen in einem bestimmten Zeitraum neu erkranken (z. B. Neuerkrankungen pro Jahr pro 100.000 Einwohner).

Knowing-Doing-Dissociation
Obwohl bestimmte Regeln bekannt sind, verhält sich die Person nicht entsprechend.

Kohärenz
(lateinisch: cohaerere „zusammenhängen“) logischer Zusammenhang eines Gedankengangs oder Textes.

Kohäsion
In der Linguistik: sprachliche Mittel, die den Zusammenhalt zwischen Satz- oder Textteilen markieren.

Limbisches System
Anatomische Strukturen, die einen doppelten Ring um die Basalganglien und den Thalamus bilden. Es wird gebildet aus phylogenetisch alten Anteilen der Großhirnrinde und subkortikalen Strukturen. Zum limbischen System gehören u. a. Hippocampus, Fornix, Corpora Mamillaria, Amygdala, anteriore Thalamuskerne.

Monitoring
Mentale Überwachung kognitiver Prozesse.

Neurofibrilläre Tangles
Eiweißablagerungen im Gehirn, die zur Zerstörung von Nervenzellen führen (→ Tau-Fibrillen).

Neurolinguistik
Lehre von den Zusammenhängen zwischen sprachlichen Prozessen und Gehirn.

Nosologische Entität
Begriffliche Einheit.

Organismusvariablen
Körperliche Grundlagen einer psychischen Störung.

Outcome
Das Ergebnis z. B. eines Rehabilitations- oder Therapieprozesses.

Perseveration
Ungewollte Wiederholung einer Handlung oder Reaktion.

Prädiktiv
Mit Vorhersagewert.

Prävalenz
Maß für die Häufigkeit einer Erkrankung, das aussagt, welcher Anteil der Menschen einer bestimmten Gruppe (Population) definierter Größe zu einem bestimmten Zeitpunkt an einer bestimmten Krankheit erkrankt ist oder einen Risikofaktor aufweist.

Psychoedukation
Erläuternde und erklärende Informationen zu einer Erkrankung oder zu Zusammenhängen, wie eine Störung zustande kommt. Diese dienen häufig dem Aufbau eines Krankheitsmodells, das dem Patienten seine Einflussmöglichkeiten deutlich macht.

Reservekapazität
Potenzial des Gehirns oder des Organismus, um Erkrankungen oder Krisen zu bewältigen.

Ressourcenorientierte Therapie
Therapieverfahren, die die Fähigkeiten, Stärken und positiven Eigenschaften des Patienten in den Mittelpunkt setzen, und diese fördern (im Gegensatz zu einer Therapie, die versucht, Defizite zu verbessern).

Sensation Seeking
Verhalten, das auf intensive sensorische Erfahrung abzielt, häufig riskantes Verhalten.

Soft Data
Daten, die schwer messbar und in Zahlen abzubilden sind (weiche Daten).

Sprachsystematische Funktionen
Phonologie, Lexikon, Syntax oder Semantik, die häufig bei einer Aphasie gestört sind.

Sprechapraxie
Störung der Planung von Sprechbewegungen. Sie zeigt sich im Bereich von Artikulation sowie in Sprechmelodie und -rhythmus (Prosodie).

Substanzabusus
Missbrauch von Substanzen, wie z. B. Medikamente, Drogen, Alkohol.

Tau Fibrillen
Typisches Merkmal bei der Alzheimer-Krankheit. Tau-Fibrillen bestehen aus unauflöslichen, gedrehten Fasern, die sich im Innern von Hirnzellen finden. Sie bestehen überwiegend aus dem sogenannten Tau-Protein, das Teile einer Struktur formt, die man Mikro-Tubuli (Röhrchen) nennt.

Token
Münzen, die in der Verhaltenstherapie als Stellvertreter für Belohnungs- oder Bestrafungsreize eingesetzt werden.

Turn-Taking
Sprecherwechsel im Gespräch. Dies erfordert eine feine zeitliche Abstimmung, um den anderen nicht zu unterbrechen, aber dennoch für adäquate Gesprächsanteile zu sorgen.

Unawareness (→ Anosognosie)
Unfähigkeit, eine Störung zu erkennen.

Utilization behavior
Reizgesteuertes Verhalten, bei dem Gegenstände, die ins Blickfeld geraten, sofort angefasst und manipuliert werden müssen. Dieser Impuls kann in der Regel nur schwer unterdrückt werden.

Valenz
Wertigkeit, emotionale Bedeutung.

Verdeutlichungstendenz
Neigung eines Patienten, seine Beschwerden stärker oder ausgeprägter darzustellen, als diese tatsächlich sind. Häufig tritt eine Verdeutlichungstendenz auf, wenn es um einen primären (z. B. im Gutachten) oder sekundären (Aufmerksamkeit, Zuwendung) Krankheitsgewinn geht.

Violent Outburst
Gewalttätige Ausbrüche, die häufig wie aus dem Nichts auftreten, also nicht durch eine Ärgersituation provoziert wurden. Sie können Indikator einer frontalen Epilepsie sein.

Vulnerabilität
Verwundbarkeit, Verletzbarkeit, Anfälligkeit.